执业药师考试考点速记突破胜经系列丛书

药学专业知识（一）

主　编　钟　毅　祁小乐
编　委（按姓氏笔画排序）
祁小乐　许海棠　吴正红
吴紫珩　钟　毅　曾伟民

中国中医药出版社
·北　京·

图书在版编目（CIP）数据

执业药师考试考点速记突破胜经．药学专业知识．一/钟毅，祁小乐主编．—北京：中国中医药出版社，2018.12

（执业药师考试考点速记突破胜经系列丛书）

ISBN 978-7-5132-5339-0

Ⅰ.①执…　Ⅱ.①钟…②祁…　Ⅲ.①药物学-资格考试-自学参考资料　Ⅳ.①R192.8

中国版本图书馆CIP数据核字（2018）第258519号

中国中医药出版社出版

北京市朝阳区北三环东路28号易亨大厦16层

邮政编码　100013

传真　010-64405750

三河市同力彩印有限公司印刷

各地新华书店经销

开本787×1092　1/32　印张10　字数162千字

2018年12月第1版　2018年12月第1次印刷

书号　ISBN 978-7-5132-5339-0

定价　49.00元

网址　www.cptcm.com

社长热线　010-64405720

购书热线　010-89535836

维权打假　010-64405753

微信服务号　zgzyycbs

微商城网址　https://kdt.im/LIdUGr

官方微博　http://e.weibo.com/cptcm

天猫旗舰店网址　https://zgzyycbs.tmall.com

如有印装质量问题请与本社出版部联系（010-64405510）

《执业药师考试考点速记
突破胜经系列丛书》

编委会

前　言

国家执业药师资格考试具有专业性强、知识面广、系统性差、考点散、难点多的特点，让广大考生深感棘手。为满足广大考生的备考需求，编者在详细研读教材内容，深入领会考试大纲的基础上，依据《国家执业药师考试指南》编写了《执业药师考试考点速记突破胜经系列丛书》。

该丛书包括《中药学专业知识（一）》《中药学专业知识（二）》《中药学综合知识与技能》《药学专业知识（一）》《药学专业知识（二）》《药学综合知识与技能》《药事管理与法规》七个分册，每册内容详尽，针对性强，有利于考生全面系统地掌握教材内容，深入理解重点、难点，为广大考生备考起到事半功倍之效。

本丛书的主要特点如下：

1. 覆盖全面

本丛书覆盖大纲规定的全部知识点，对重点、难点进行了系统的归纳和总结，有利于考生全面系统地消化理解各专业知识，提高综合应试能力。

2. 重点突出

本丛书紧紧围绕考试大纲，对大纲要求了解、掌握、熟悉的知识点进行了全面而有层次的梳理，易记易学，有助于考生将考点了然于心。

3. 结构清晰

本丛书是编者对“考试大纲”和“考试教材”反复研读凝炼而成，凝聚了编者十余年的执业药师考前辅导经验，对考点进行了全面系统的归纳，配以表格等形式展示重点和难点，简明直观地突出各章节知识点，帮助考生快捷掌握重要的和易混淆的内容，以强化和巩固考生对知识点的掌握。

编　者

2018 年 10 月

目 录

第一章　药物与药学专业知识

第一节　药物与药物命名

考点1★　药物的来源与分类

化学合成药物、来源于天然产物的药物、生物技术药物等。

考点2★★★　常见的化学骨架及名称

名称	化学结构	名称	化学结构
呋喃	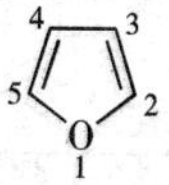	四氮唑	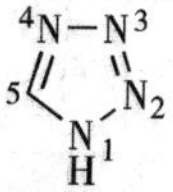
苯	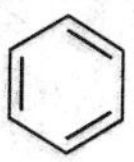	噻唑	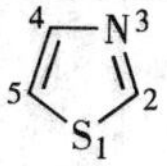
吡咯	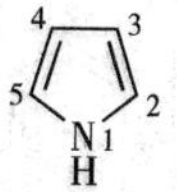	哌啶	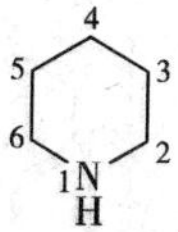
噻吩	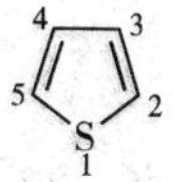	吡啶	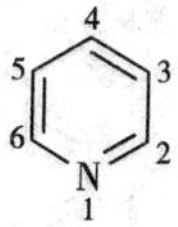

续表

名称	化学结构	名称	化学结构
咪唑	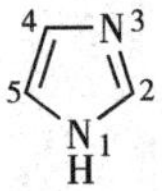	吡嗪	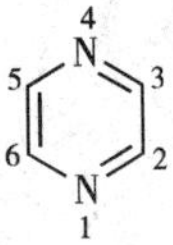
噁唑	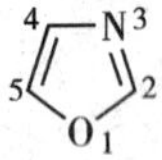	嘧啶	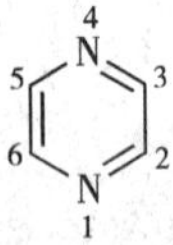
三氮唑	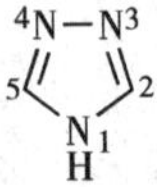	哌嗪	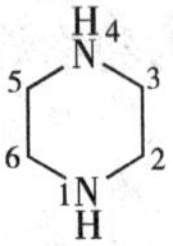
萘	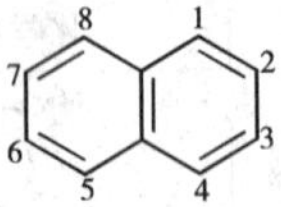	吲哚	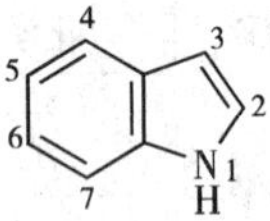
苯并咪唑	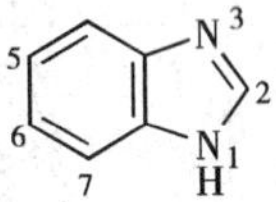	苯并噁唑	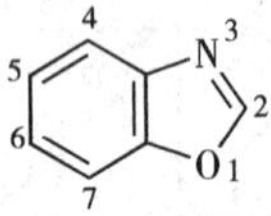
喹啉	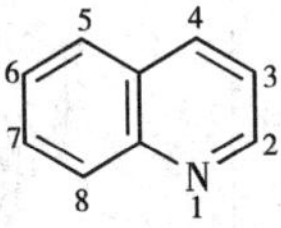	吩噻嗪	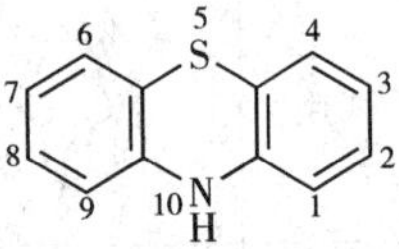
苯二氮䓬	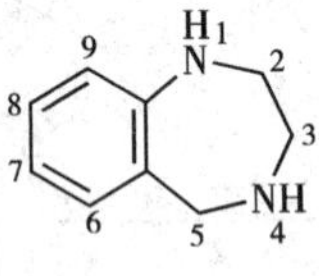	甾体	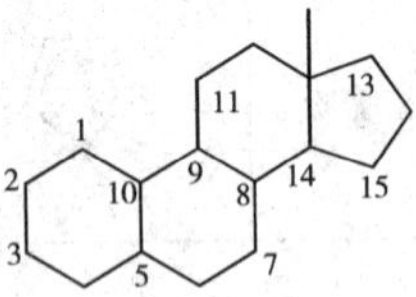

考点3★★　常见的药物命名：通用名、化学名和商品名

1. 商品名　是由制药企业自己进行选择的，它和商标一样可以进行注册和申请专利保护。在选用时不能暗示药物的疗效和用途，且应简易顺口。

2. 通用名　国际非专利药品名称（INN）是世界卫生组织推荐使用的名称，是药学研究人员和医务人员使用的共同名称。一个药物只有一个药品通用名。不受专利和行政保护，是所有文献、资料、教材以及药品说明书中标明有效成分的名称，也是药典中使用的名称。

3. 化学名　根据其化学结构式来进行命名的，以一个母体为基本结构，然后将其他取代基的位置和名称标出。

考点4★★★　典型药物的结构与母核

药物	结构	母核
氨苄西林	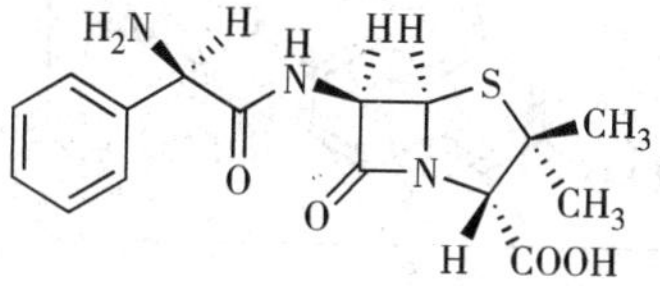 H_2N H H HH N S CH_3 O N O CH_3 H COOH	β－内酰胺环

续表

药物	结构	母核
环丙沙星	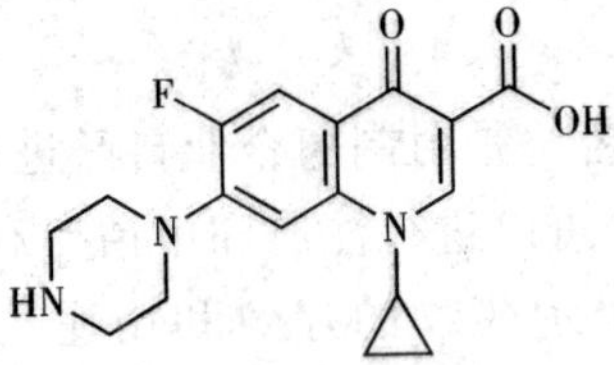	喹啉酮环
地西泮	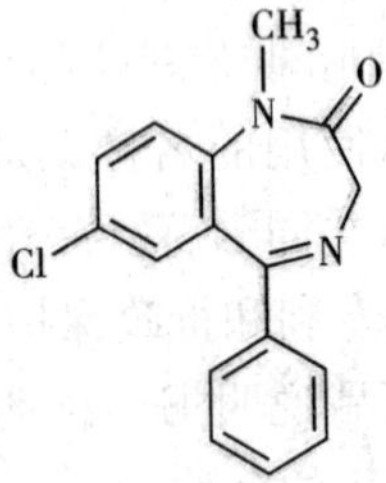	苯二氮䓬环
尼群地平	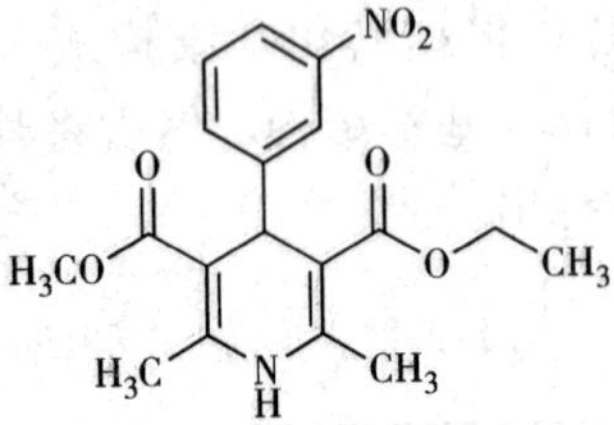	1,4-二氢吡啶环
萘普生	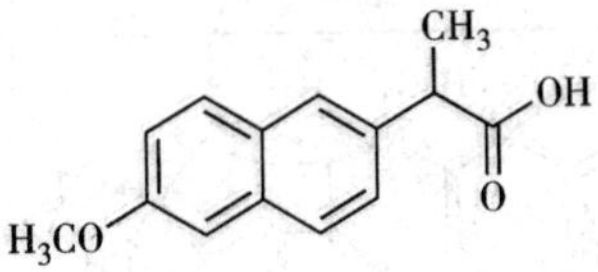	萘环

续表

药物	结构	母核
阿昔洛韦	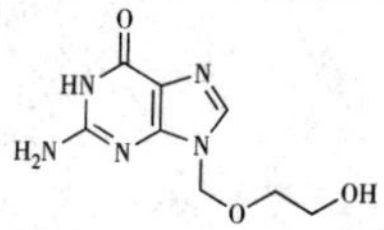	鸟嘌呤环
氢化可的松	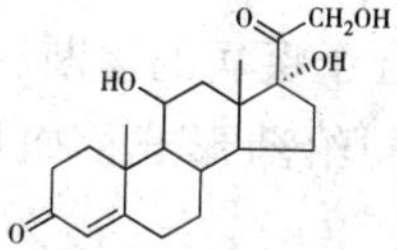	甾体
格列本脲	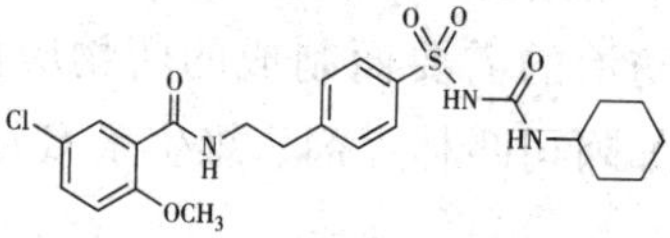	苯环
阿托伐他汀	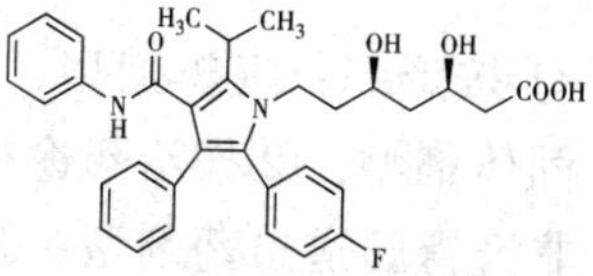	吡咯烷环
氯丙嗪	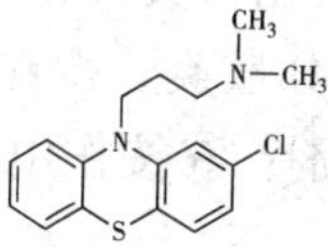	吩噻嗪环

第二节 药物剂型与制剂

一、药物剂型与辅料

考点1★ 常用术语

1. 剂型 适合于疾病的诊断、治疗或预防的需要而制备的不同给药形式，如片剂、胶囊剂、注射剂等。

2. 制剂 根据药典或药政管理部门批准的标准、为适应防治的需要而制成的药物应用形式的具体品种，如阿司匹林片剂、维生素C注射液等。

考点2★★★ 剂型的分类与重要性

1. 分类 ①按形态：气体剂型、液体剂型、半固体剂型、固体剂型；②按给药途径：经胃肠道给药剂型、非经胃肠道给药剂型；③按分散体系：真溶液类、胶体溶液类、乳剂类、混悬液类、气体分散类、固体分散类、微粒类；④按制法：浸出制剂、无菌制剂；⑤按作用时间：速释、普通、缓控释制剂。

2. 剂型的重要性 ①能改变药物的作用性质；②能改变药物的作用速度；③能降低（或消除）药物的不良反应；④可产生靶向作用；⑤可提高药物的稳定性能；⑥可影响疗效。

考点3★　药用辅料

1. 药用辅料的作用　①赋型；②使制备过程顺利；③提高药物稳定性；④提高药物疗效；⑤降低药物毒副作用；⑥调节药物作用；⑦增加患者用药的顺应性。

2. 药用辅料的应用原则　①满足制剂成型、有效、稳定、安全、方便要求的最低用量原则；②无不良影响原则，即不降低疗效、不产生毒副作用、不干扰制剂质量监控。

3. 药用辅料的分类

（1）按来源：天然物质、半合成物质、全合成物质。

（2）按作用与用途：a. 固体剂型，如填充剂、吸收剂、稀释剂、润湿剂、黏合剂、崩解剂、润滑剂、助流剂、抗黏着剂、包衣材料、增塑剂、遮光剂、包合剂、致孔剂、缓控释材料等；b. 半固体剂型，如乳化剂、保湿剂、增稠剂、渗透促进剂、防腐剂、抗氧剂、水相、油相等；c. 液体剂型，如溶剂、增溶剂、助溶剂、潜溶剂、防腐剂、着色剂、矫味剂（甜味剂、芳香剂、胶浆剂和泡腾剂）、稳定剂（助悬剂、润湿剂、絮凝剂与反絮凝剂）、乳化剂、发泡剂、消泡剂、pH 调节剂、渗透压调节剂、助滤剂、抗氧剂、螯合剂等；d. 气体剂型，如抛射剂、潜溶剂、抗氧剂、稳定剂、润湿剂、助悬剂等。

（3）按给药途径：如口服、注射用、黏膜用、经皮或局部给药用、经鼻或口腔吸入给药用和眼部给药用等。

二、药物稳定性

考点1★★★　概述

1. 稳定性的研究目的和分类　①研究目的：为了科学地进行剂型设计，提高制剂质量，保证用药的安全与有效；②分类：物理稳定性、化学稳定性和生物稳定性。

2. 制剂中药物的化学降解途径　①水解（酯类、酰胺类）；②氧化（酚类、烯醇类、芳胺类、吡唑酮类、噻嗪类）；③异构化（毛果芸香碱－异毛果芸香碱，麦角新碱－麦角炔春宁）；④聚合；⑤脱羧。

考点2★★　影响药物制剂稳定性的因素及稳定化方法

1. 处方因素　pH值、广义酸碱催化、溶剂、离子强度、表面活性剂、处方中基质或赋形剂等。

2. 环境因素　温度、光线、空气（氧）、金属离子、湿度和水分、包装材料等。

3. 药物制剂稳定化方法　①控制温度；②调节pH；③改变溶剂；④控制水分和湿度；⑤加入

遮光剂（如二氧化钛）；⑥驱逐氧气；⑦加入抗氧剂或金属离子络合剂；⑧改进剂型或生产工艺（制成固体制剂、微囊或包合物，直接压片或包衣工艺）；⑨制成稳定的衍生物；⑩加入干燥剂及改善包装。

考点3★★　药物稳定性的试验方法

1. 影响因素试验　①高温试验（60℃、40℃，一批，10天）；②高湿度试验（90%、75%）；③强光照射试验。

2. 加速试验与长期试验　温度、湿度、时间的要求（三批，40℃、75%、6个月，或25℃、60%、3年）。

3. 经典恒温法　Arrhenius方程，半衰期 $t_{1/2}$（零级 $C_0/2k$，一级 $0.693/k$）和有效期 $t_{0.9}$（零级 $C_0/10k$，一级 $0.1054/k$）的计算。

三、药物制剂的配伍变化

考点1★★★　概述

1. 药物配伍使用的目的　①利用配伍的药物产生协同作用，以增强疗效：如复方阿司匹林片、复方降压片等；②减少或延缓耐药性的发生：如磺胺药与甲氧苄氨嘧啶联用、阿莫西林与克拉维酸联用等；③利用药物间的拮抗作用，以克服某些药物的不良反应：如用吗啡镇痛时，常配伍阿托品；④为了预防或治疗合并症而配伍其他药物：如服用异烟肼时，同服维生素 B_6。

2. 配伍禁忌 两种或两种以上药物联合使用时出现的理化反应、拮抗作用、不良反应等变化。

3. 研究药物配伍变化的目的 ①保证用药的安全有效；②防止生产质量与医疗事故的发生；③对可能产生的配伍变化做到有预见性探讨；④产生配伍变化的原因和正确处理或防止的方法；⑤根据药物和制剂中成分的理化性质和药理作用合理设计处方。

考点2★★ 配伍变化的类型

1. 物理配伍变化 ①溶解度改变；②吸湿、潮解、液化和结块；③分散状态或粒径变化。

2. 化学配伍变化 ①变色；②浑浊或沉淀；③产气；④分解破坏、疗效下降；⑤发生爆炸；⑥产生有毒物质。

3. 药理配伍变化

（1）类型：①协同作用；②拮抗作用；③增加毒副作用。

（2）注意：①在葡萄糖溶液中不能加入氨茶碱、氢化可的松、卡那霉素、新生霉素、可溶性磺胺药、华法林等；②在生理盐水中不能加入两性霉素 B；③在林格注射液中不能加入促皮质素、两性霉素 B、间羟胺、去甲肾上腺素、四环素类抗生素等。

考点3★★　注射液的配伍变化

1. 特殊输液　血液、甘露醇、静脉注射用脂肪乳剂。

2. 主要原因　①溶剂组成改变；②pH 改变；③缓冲容量；④离子作用；⑤直接反应；⑥盐析作用；⑦配合量；⑧混合顺序；⑨反应时间；⑩其他，如氧与二氧化碳的影响、光敏感性、成分的纯度。

考点4★　配伍变化的研究与处理方法

1. 配伍变化的预防　①可见的配伍变化的实验方法；②测定变化点的 pH；③稳定性实验；④紫外光谱、薄层色谱及气相色谱、高效液相色谱等；⑤药理学和药效学实验及药物动力学参数的测定。

2. 配伍变化的处理原则　了解医生用药意图，发挥制剂应有疗效，保证用药安全。

3. 配伍变化的处理方法　①改变贮存条件；②改变调配次序；③改变溶剂或添加助溶剂；④调整溶液的 pH；⑤改变有效成分或改变剂型。

四、药品的包装与贮存

考点1★　药品包装的概述

1. 药品包装　系指选用适当的材料或容器、

利用包装技术对药物制剂的半成品或成品进行分（灌）、封、装、贴签等操作，为药品提供质量保护、签定商标与说明的一种加工过程的总称。

2. 药品包装的分类 分成内包装和外包装两大类。

3. 药品包装的作用 ①保护功能：阻隔作用，缓冲作用；②方便应用：标签、说明书与包装标志（OTC），便于取用和分剂量；③商品宣传：有助于营销宣传。

考点2★★ 包装材料的分类

1. 按使用方式 药包材可分为Ⅰ、Ⅱ、Ⅲ三类：①Ⅰ类：直接接触药品且直接使用的药品包装用材料、容器；②Ⅱ类：直接接触药品，但便于清洗，经清洗后可以消毒灭菌的药品包装用材料、容器；③Ⅲ类：Ⅰ、Ⅱ类以外其他可能直接影响药品质量的药品包装用材料、容器。

2. 按形状 容器、片材、袋、塞、盖等。

3. 按材料组成 金属、玻璃、塑料、橡胶或其相应成分的组合。

考点3★ 药品的储存和养护

1. 《药品经营质量管理规范》（GSP）。

2. 储存药品的相对湿度为35%～75%。

第三节　药学专业知识

考点1★　药物化学

1. 药物化学　系指发现与发明新药、合成化学药物、阐明药物化学性质、研究药物分子与机体细胞（生物大分子）之间相互作用规律的综合性学科。

2. 研究内容　研究化学药物的化学结构特征、理化性质、稳定性状况，了解药物进入体内后的生物效应、毒副作用及药物进入体内的生物转化等化学－生物学内容。

考点2★★　药剂学

1. 药剂学　系指研究药物剂型和制剂的配制理论、处方设计、制备工艺、质量控制与合理应用等内容的一门综合性技术科学。

2. 药剂学的研究内容　①基本理论的研究；②新剂型和新制剂的研发；③新技术的研究与开发；④新辅料的研究与开发；⑤新机械和设备的研究与开发。

3. 生物药剂学　系指研究药物及其剂型在体内的吸收、分布、代谢与排泄的动力学过程，阐明机体生物因素、药物的剂型因素与药物效应之间关系的科学。

（1）生物因素：①种族差异；②性别差异；③年龄差异；④遗传因素；⑤生理和病理条件的差异。

（2）剂型因素：①药物的某些理化性质；②药物的剂型与给药方法；③制剂处方组成；④制剂的工艺过程及操作条件；⑤制剂的贮存条件等。

考点3★★ 药理学

1. 临床前药理毒理学 ①主要药效学研究；②一般药理学研究，GLP；③药动学研究；④毒理学研究。

2. 临床药理学 ①I期临床试验；②Ⅱ期临床试验；③Ⅲ期临床试验；④Ⅳ期临床试验。

考点4★ 药物分析学

1. 药品质量评价 ①药物结构确证；②药品质量研究；③药品稳定性研究。

2. 药品质量保障与监督 ①药品生产质量保障；②药品上市质量监督。

3. 体内药物分析学 ①生物样品及其处理；②分析方法及其验证；③药物浓度的测试与数据处理。

第二章　药物的结构与药物作用

第一节　药物理化性质与药物活性

考点1★★　影响药物活性的理化性质：药物的溶解度、分配系数和解离度

1. 溶解度

①水溶解性是药物可以口服的前提，也是药物穿透细胞膜和在体内转运的必要条件，故要求药物有一定的水溶性（又称为亲水性）。

②药物在通过各种生物膜时，需要具有一定的脂溶性（称为亲脂性）。

③药物亲水性或亲脂性的过高或过低都对药效产生不利的影响。

2. 分配系数（*P*）

①定义：药物在生物非水相中物质的量浓度与在水相中物质的量浓度之比。$P = C_{org}/C_w$。*P* 值越大脂溶性越高。

②评价药物亲脂性或亲水性大小的标准，常用其对数 lg*P* 表示。

③一般情况下，当药物的脂溶性较低时，随着脂溶性增大，药物的吸收性提高，当达到最大

脂溶性后，再增大脂溶性，则药物的吸收性降低，吸收性和脂溶性呈近似于抛物线的变化规律。

3. 解离度

①与药物的解离常数（pK_a）和体液介质的pH有关。

②$pK_a=pH$时，非解离型和解离型药物各占50%，如苯巴比妥。

③酸性药物pK_a值大于消化道体液pH时（$pK_a>pH$），分子型药物比例高。

④碱性药物在pH高的小肠中，酸性药物在pH低的胃中的非解离型药物量增加，吸收也增加，反之均减少。

考点2★★ 分子结构改变对药物脂水分配系数的影响

1. 水溶性增大 当分子中官能团形成氢键的能力和官能团的离子化程度较大时，如分子中引入极性较大的羟基（$-OH$）。

2. 脂溶性增大 结构中含有较大的烃基、卤素原子（$-Cl$，$-F$）、脂环等非极性结构；引入S原子或将羟基（$-OH$）换成烷氧基（$-OCH_3$）。

考点3★★★　根据溶解性与肠壁渗透性将药物分类

药物分类	水溶性	渗透性	性质	吸收取决于	药物
BSC Ⅰ	高水溶性	高渗透性	两亲性药物	胃排空速率	普萘洛尔、依那普利、地尔硫草
BSC Ⅱ	低水溶性	高渗透性	亲脂性药物	溶解速率	双氯芬酸、卡马西平、匹罗昔康
BSC Ⅲ	高水溶性	低渗透性	水溶性药物	渗透效率	雷尼替丁、纳多洛尔、阿替洛尔
BSC Ⅳ	低水溶性	低渗透性	疏水性药物	比较困难	特非那定、酮洛芬、呋塞米

考点4★★★　药物的酸碱性和 pK_a 对药效的影响

有机药物多数为弱碱或弱酸，一般药物以分子型（非解离形式）被吸收，通过生物膜，进入细胞，而以离子型（解离形式）起作用。

酸碱性	易吸收部位	代表药物
弱酸性药物	胃	巴比妥类和水杨酸类
弱碱性药物	肠道	奎宁、氨苯砜、地西泮和麻黄碱
碱性极弱的药物	胃	咖啡因和茶碱
强碱性、完全离子化	吸收差	胍乙啶、季铵盐类和磺酸类

第二节　药物结构与药物活性

一、药物结构与官能团

考点1★　药物的主要结构骨架与药效团

药物是由一个核心的主要骨架结构（又称母核）和与之相连接的基团或片段（又称为药效团）组成。母核主要起到连接作用，各种基团或结构片段起到与药物作用靶标相结合的作用。

母核	代表药	药效团
六氢萘	洛伐他汀和辛伐他汀	3,5－二羟基羧酸
吲哚环	氟伐他汀	
吡咯环	阿托伐他汀	
嘧啶环	瑞舒伐他汀	

考点2★★★　药物典型官能团对生物活性的影响

官能团	作用	案例
烃基（$-CH_3$）	可以改变溶解度、解离度、分配系数、稳定性	环己巴比妥N上引入甲基，成为超短时效的海索比妥
卤素（－Cl，－F）	强吸电子基，影响电荷分布和脂溶性及药物作用时间	氟奋乃静的安定作用比奋乃静强
羟基（－OH）	取代在脂肪链上、酰化成酯或烃化成醚，常使活性和毒性下降；羟基取代在芳环上时，使活性或毒性增强	

续表

官能团	作用	案例
巯基（$-SH$）	引入巯基，脂溶性比相应的醇高，更易于吸收；亲核性强，可与重金属作用生成不溶性的硫醇盐，可作为解毒药，如二巯丙醇；可与一些酶的吡啶环生成复合物，可显著影响代谢	
醚（$C-O-C$）	醚类化合物易于通过生物膜	
硫醚（$C-S-C$）	硫醚可氧化成亚砜或砜，极性增强	
磺酸（$-SO_3H$）	引入使水溶性和解离度增加，不易通过生物膜，导致生物活性减弱，毒性降低	
羧酸（$-COOH$）和酯（$-COOR$）	羧酸成盐可增加水溶性，成酯可增大脂溶性，易被吸收，其生物活性也较强。将羧酸制成酯的前药，既增加药物吸收，又降低药物的酸性，减少对胃肠道的刺激性	
酰胺（$-CONR_2$）	易与生物大分子形成氢键，增强与受体的结合能力	
胺类（$-NR_2$）	一方面显示碱性，易与核酸或蛋白质的酸性基团成盐；另一方面又是较好的氢键受体，能与多种受体结合。一般伯胺的活性较高，仲胺次之，叔胺最低。季铵类水溶性大，不易通过生物膜和血脑屏障，口服吸收不好，无中枢作用	

二、药物化学结构与生物活性

考点3★★★　药物转运

1. 药物的跨膜转运方式可分为三种　被动转运、载体媒介转运、膜动转运。

2. 转运体 生物膜存在特殊的转运蛋白，系统介导药物跨膜转运。

3. 药物化学结构对药物转运、转运体的影响 ①血管紧张素转化酶抑制剂、β－内酰胺类抗生素、伐昔洛韦、乌苯美司等都是寡肽药物转运体（PEPT1）的底物。这些药物和同类的两种以上药物不宜合用，会导致毒性反应。②奎尼丁抑制了肾近端小管上皮细胞的转运体P－糖蛋白（P－gp），使地高辛血药浓度升高。③阿昔洛韦用L－缬氨酸酯化为伐昔洛韦，增加转运体对药物的转运，使吸收增加。

考点4★ 药物化学结构对药物不良反应的影响

1. 对细胞色素P450的作用

（1）抑制作用：①可逆抑制剂，含氮杂环，如咪唑、吡啶、酮康唑；②不可逆抑制剂，如烯烃、呋喃、噻吩、肼类等；③类不可逆抑制剂，某些胺类化合物，如地尔硫䓬、丙咪嗪、尼卡地平等。

（2）诱导作用：如大量饮酒会增加对乙酰氨基酚的毒性。

2. 对心脏快速延迟整流钾离子通道（hERG K^+）的影响

对hERG K^+通道具有抑制作用的药物可引起Q－T间期延长，诱发尖端扭转型室性心动过速。药物导致的获得性长Q－T综合征成为已上市药品撤出市场的主要原因。

考点5★★★　药物与作用靶标结合的化学本质

1. 共价键键合类型　共价键键合是一种不可逆的结合形式。烷化剂类抗肿瘤药物如环磷酰胺，与 DNA 中鸟嘌呤碱基形成共价结合键，产生细胞毒活性。

2. 非共价键键合类型

①氢键是药物和生物大分子作用的最基本化学键合形式。如磺酰胺类利尿药通过氢键和碳酸酐酶结合，其结合位点与碳酸和碳酸酐酶的结合位点相同。如水杨酸甲酯，由于形成分子内氢键，用于肌肉疼痛的治疗，而对羟基苯甲酸甲酯的酚羟基则无法形成这种分子内氢键，对细菌生长具有抑制作用。

②离子 - 偶极和偶极 - 偶极相互作用，如乙酰胆碱和受体的作用。

③电荷转移复合物，如抗疟药氯喹可以插入到疟原虫的 DNA 碱基对之间形成电荷转移复合物。

④疏水性相互作用（疏水键）。

⑤范德华引力是非共价键键合方式中最弱的一种。

药物与生物大分子的相互作用有时不单纯是一种结合模式，如局部麻醉药普鲁卡因与受体的作用键合方式有范德华力、疏水键、静电引力、偶极相互作用力。

考点6★★★　药物的手性特征及其对药物作用的影响

具有等同的药理活性和强度	普罗帕酮、氟卡尼
产生相同的药理活性，但强弱不同	氯苯那敏、萘普生
一个有活性，一个没有活性	L－甲基多巴、氨己烯酸
产生相反活性	哌西那朵、扎考必利、依托唑啉、异丙肾上腺素
产生不同类型的药理活性	右丙氧酚（镇痛）、左丙氧酚（镇咳）、奎宁（抗疟）、奎尼丁（抗心律失常）
一个有活性，一个有毒性	氯胺酮、乙胺丁醇、丙胺卡因

第三节　药物化学结构与药物代谢

考点1★★★　生物转化

第Ⅰ相生物转化，也称为药物的官能团化反应，包括氧化、还原、水解、羟基化等，在药物分子中引入或使药物分子暴露出极性基团，如羟基、羧基、巯基、氨基等。

第Ⅱ相生物结合，是将极性基团与体内的内源性成分，如葡萄糖醛酸、硫酸、甘氨酸或谷胱甘肽，经共价键结合，生成极性大、易溶于水和易排出体外的结合物。

考点2★★★　药物结构与第Ⅰ相生物转化的规律

药物结构基团	代谢规律	药物实例
芳环	氧化代谢为酚 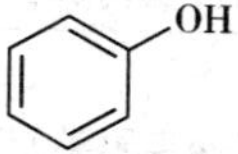	①保泰松氧化为活性羟布宗 ②苯妥英氧化为羟基苯妥英失活
烯键 = 炔键 ≡	先氧化成环氧物后再被转化为二羟基化合物 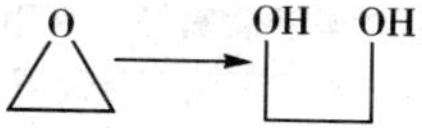	卡马西平氧化为活性的环氧卡马西平，再被水解为无活性的二羟基卡马西平
饱和碳原子（烷烃）	①ω - 氧化 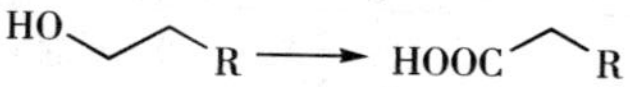 HO～R → HOOC～R ②ω - 1 氧化 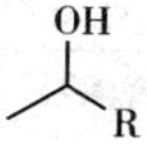	①丙戊酸钠 ω - 氧化为羟基丙戊酸钠和丙基戊二酸钠 经 ω - 1 氧化成 2 - 丙基 - 4 - 羟基戊酸钠 ②地西泮羟基化生成活性替马西泮，或羟基化后再 N - 脱甲基为有活性的奥沙西泮 ③甲苯磺丁脲氧化生成苄醇，再氧化生成羧酸失效

续表

药物结构基团	代谢规律	药物实例
卤素 $-Cl$，$-F$，$-Br$，$-I$	氧化脱卤素（常见）和还原脱卤素代谢	氯霉素中的二氯乙酰基代谢氧化成酰氯，产生毒性
胺类	*N*－脱烷基化和脱胺反应，*N*－氧化反应	①普萘洛尔脱烷基化和脱胺反应代谢失活；②利多卡因进入血脑屏障后脱乙基化产物会引起中枢副作用
醚类 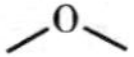	进行氧化 *O*－脱烷基化生成醇、酚及羰基化合物	①镇咳药可待因脱甲基后生成会产生成瘾性的吗啡 ②吲哚美辛脱甲基失去活性
醇类	伯醇氧化为醛再氧化为酸，仲醇氧化为酮	甲芬那酸代谢生成相应的羧酸代谢物
酮类 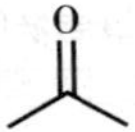	还原为仲醇，不对称酮还原会产生光学异构体 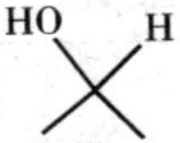	镇痛药 S－（＋）－美沙酮代谢为 3S，6S－α－（－）－美沙醇

续表

药物结构基团	代谢规律	药物实例
硫醚 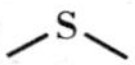	①S－脱烷基 $-SCH_3 \longrightarrow -SH$ ②S－氧化反应：氧化为亚砜和砜 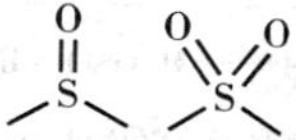	①6－甲基巯嘌呤脱甲基得6－巯基嘌呤 ②阿苯哒唑氧化代谢为亚砜化合物，活性提高
硫羰基化合物 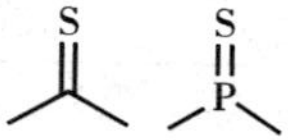	氧化脱硫代谢生成碳－氧双键和磷－氧双键 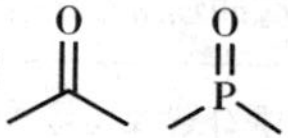	①硫喷妥氧化脱硫成戊巴比妥，脂溶性下降 ②塞替哌体内脱硫代谢生成活性的替哌
亚砜类 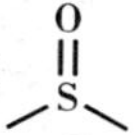	氧化为砜或还原为硫醚 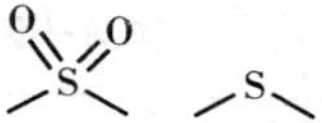	舒林酸还原代谢生成硫醚类活性代谢物后发挥作用，氧化为砜则无活性

续表

药物结构基团	代谢规律	药物实例
含硝基药物 —— NO_2	芳香族硝基还原代谢生成芳香胺基，其间经历亚硝基、羟胺等中间步骤。羟胺毒性大，可致癌和产生细胞毒性。苯基羟胺会引起高铁血红蛋白症	氯霉素中的对硝基苯基还原为对氨基苯化合物
羧酸酯类 硝酸酯类 磺酸酯类	代谢水解生成相应的酸、醇或胺 $R-OOCR \longrightarrow R-OH+R-COOH$ $R-ONO_2 \longrightarrow ROH+HNO_3$ $R-OSO_2R \longrightarrow ROH+RSO_3H$	普鲁卡因酯键水解生成对氨基苯甲酸失活
酰胺类	①水解生成酸和胺 $R-NH-COR \longrightarrow R-NH_2+R-COOH$ ②N-氧化为羟胺，致癌毒性比较高	①非那西汀的毒性是由于产生 N-羟基化代谢产物 ②丙胺卡因 R-（-）异构体被水解生成邻甲苯胺，其在体内会转变成 N-氧化物，引起高铁血红蛋白症的毒副作用

考点3★★★ 药物结构与第Ⅱ相生物转化的规律

与葡萄糖醛酸的结合反应	最普遍，有 $O-$、$N-$、$S-$ 和 $C-$ 的葡萄糖醛苷化四种类型。吗啡3、6位羟基发生与葡萄糖醛酸的结合反应；新生儿使用氯霉素会引起“灰婴综合征”，是因为体内肝脏尿苷二磷酸葡萄糖醛酸转移酶活性尚未健全，导致药物在体内聚集产生毒性
形成硫酸酯的结合反应	如沙丁胺醇结构中的酚羟基代谢
与氨基酸的结合反应	许多羧酸类药物和代谢物的主要结合反应，水杨酸
与谷胱甘肽的结合反应	清除代谢产生的有害的亲电性物质；白消安与谷胱甘肽的结合；谷胱甘肽和酰卤的反应是体内解毒的反应
乙酰化结合反应	伯氨基等的代谢途径，水溶性降低，一般是体内外来物的去活化反应。如抗结核药对氨基水杨酸经乙酰化反应后得到 $N-$ 对乙酰氨基水杨酸
甲基化结合反应	除生成季铵盐外一般水溶性降低，不是用于体内外来物的结合排泄，而是降低这些物质的生物活性。如儿茶酚胺类物质（肾上腺素、多巴胺）的代谢

前面四种（①－④）结合反应均增加亲水性，极性增加。

第三章　药物固体制剂与液体制剂

第一节　固体制剂

一、固体制剂概述

考点1★　分类

1. 按不同的剂型分类　散剂、颗粒剂、胶囊剂、片剂等。

2. 按药物释放速度分类　①速释制剂：如速崩片、速溶片、分散片等；②缓控释制剂：如渗透泵片、缓释片、肠溶胶囊等；③普通固体制剂：如普通片。

考点2★★　特点

1. 物理、化学稳定性好，生产工艺较成熟，生产成本低。

2. 制备过程的前处理需经历相同的单元操作。

3. 药物在体内需先溶解后再被吸收进入血液循环。

4. 剂量较易控制。

5. 贮存、运输、服用以及携带方便。

考点3★ 一般质量要求

1. 散剂 如粒度、外观均匀度、干燥失重（水分）、装量差异、装量、无菌和微生物限度等。

2. 颗粒剂 如粒度、干燥失重、溶化性、装量差异、装量、微生物限度等。

3. 片剂 如外观均匀度、硬度、脆碎度、重量差异（含量均匀度）、崩解时限（溶出度或释放度）、微生物限度等。

4. 胶囊剂 如水分、装量差异（含量均匀度）、崩解时限（溶出度）、微生物限度等。

二、散剂

考点1★★ 定义、特点与分类

1. 定义 散剂也称粉剂，系原料药物或与适宜的辅料经粉碎、均匀混合制成的干燥粉末状制剂，可供内服或外用。

2. 特点 ①粉碎程度大，比表面积大、易分散、起效快；②外用覆盖面大，具保护、收敛等作用；③制备工艺简单，剂量易于控制，便于小儿服用；④贮存、运输、携带比较方便。

3. 分类 ①按使用方法可分为口服散剂和局部用散剂；②按药物组成可分为单散剂和复方散

剂；③按剂量可分为分剂量散剂和不分剂量散剂。

考点2★ 质量检查

质量检查项目及限度要求：外观色泽均匀，粒度（口服用细粉、局部用最细粉），干燥失重<2.0%，烧伤和严重创伤用需无菌，含毒性药的口服散剂应单剂量包装。

考点3★ 举例

六一散：①主药：甘草；②助流剂：滑石粉。

考点4★ 临床应用与注意事项

服用时不宜过急，单次服用剂量适量，服药后不宜过多饮水；温胃止痛的散剂不需用水送服。

三、颗粒剂

考点1★★ 定义、特点与分类

1. 定义 颗粒剂系指药物或药材的提取物与适宜的辅料或药材细粉混合制成的具有一定粒度的干燥颗粒状制剂。

2. 特点 ①与散剂相比，颗粒剂的分散性、附着性、聚集性、吸湿性均较小，有利于分剂量；②便于服用、携带、贮存，顺应性好；③通过对颗粒进行包衣，使其具有防潮性、缓释性、肠溶性等；④可有效防止离析现象。

3. 分类　可溶颗粒、混悬颗粒、泡腾颗粒、肠溶颗粒、缓释颗粒、控释颗粒。

考点2★　质量检查

质量检查项目及限度要求：粒度（1号、5号筛，<15%）；干燥失重（<2.0%）；溶化性等。

考点3★　举例

板蓝根颗粒：①主药：板蓝根；②填充剂：糊精、蔗糖（兼矫味剂）

考点4★　临床应用与注意事项

肠溶、缓释、控释颗粒剂服用时应保证制剂释药结构的完整性；可溶型、泡腾型颗粒剂应加温开水冲服，切忌放入口中用水送服用。

四、片剂

考点1★★★　概述

1. 定义　片剂是药物与辅料均匀混合后压制而成的片状或异形片状的固体制剂。

2. 特点

（1）优点：①以片数为剂量单位，剂量准确、服用方便；②受外界空气、水分、光线等影响较小，化学性质更稳定；③生产机械化、自动化程度高，生产成本低、产量大，售价较低；④种类较多，可满足不同临床医疗需要，应用广泛；⑤运输、使用、携带方便。

（2）缺点：①幼儿及昏迷患者等不易吞服；②制备工序较其他固体制剂多，技术难度更高；③某些含挥发性成分的片剂，贮存期内含量会下降。

3. 种类 ①普通片；②含片（药物应是易溶性的）；③舌下片（黏膜吸收，药物与辅料应易溶，主要适用于急症）；④口腔贴片；⑤咀嚼片（一般应选择甘露醇、山梨醇、蔗糖等水溶性辅料作填充剂和黏合剂）；⑥可溶片；⑦泡腾片（药物应是易溶性的，加水产生气泡后应能溶解）；⑧阴道片和阴道泡腾片；⑨肠溶片；⑩其他，如分散片、口崩片、缓释片、控释片等。

4. 质量要求 ①色泽均匀，外观光洁；②硬度 > 50N；③脆碎度 < 1%；④片重差异 < 0.30g、±7.5%，≥0.30g、±5.0%；⑤崩解度，普通片（15 分钟）；分散片、可溶片（3 分钟）；泡腾片、舌下片（5 分钟）；薄膜衣片（30 分钟）；糖衣片（60 分钟）；肠溶衣片（盐酸溶液中 2 小时内不应有裂缝、崩解或软化现象，在 pH 6.8 磷酸盐缓冲液中 1 小时内全部崩解并通过筛网）；⑥含量均匀度，小剂量药物或作用比较剧烈的药物；⑦卫生学，符合要求。

考点2★★★ 常用辅料

1. 填充剂和稀释剂 ①淀粉；②蔗糖（吸湿性强）；③糊精；④乳糖；⑤可压性淀粉（预胶化淀粉）；⑥微晶纤维素（MCC，亦称“干黏合剂”）；⑦无机盐类；⑧甘露醇（常用于咀嚼片）。

2. 湿润剂 ①蒸馏水；②乙醇。

3. 黏合剂 ①淀粉浆；②甲基纤维素（MC）；③乙基纤维素（EC，水不溶）；④羧甲基纤维素钠（CMC－Na）；⑤羟丙纤维素（HPC）；⑥羟丙甲基纤维素（HPMC）；⑦聚乙烯吡咯烷酮（聚维酮，PVP）；⑧明胶溶液（可用于含片）；⑨聚乙二醇（PEG）。

4. 崩解剂 ①干淀粉；②羧甲基淀粉钠（CMS－Na）；③低取代羟丙基纤维素（L－HPC）；④交联聚乙烯吡咯烷酮（交联聚维酮，PVPP）；⑤交联羧甲基纤维素钠（CCMC－Na）；⑥泡腾崩解剂。

5. 润滑剂 ①分类：助流剂、抗黏剂、狭义润滑剂；②品种：硬脂酸镁（MS）、微粉硅胶、滑石粉、氢化植物油、聚乙二醇类（PEG）、月桂醇硫酸钠（十二烷基硫酸钠）。

6. 其他 ①着色剂；②芳香剂（芳香油、香精等）；③甜味剂（阿司帕坦、蔗糖等）。

考点3★ 片剂制备中的常见问题及原因

1. 裂片 ①物料中细粉过多，压缩时空气不能及时排出，导致压片后气体膨胀而裂片；②物料塑性差，结合力弱；③工艺因素。

2. 松片 ①黏性力差；②压缩压力不足。

3. 崩解迟缓 ①片剂的压力过大，导致内部空隙小，影响水分渗入；②增塑性物料或黏合剂使片剂结合力过强；③崩解剂性能较差。

4. 溶出超限 ①片剂不崩解；②颗粒过硬；③药物溶解度差。

5. 含量不均匀：①片重差异超限；②药物的混合度差；③可溶性成分的迁移等。

考点4★★★ 包衣

1. 包衣目的 ①掩盖苦味或不良气味；②防潮、避光，隔离空气以增加药物的稳定性；③防止药物的配伍变化；④改善片剂的外观；⑤控制药物在胃肠道的释放部位；⑥控制药物在胃肠道中的释放速度。

2. 种类 ①包衣种类：糖衣、薄膜衣和压制包衣；②薄膜衣类型：胃溶型、肠溶型、水不溶型。

3. 糖包衣 ①隔离层；②粉衣层；③糖衣层。

4. 薄膜包衣材料

①胃溶型：羟丙甲基纤维素（HPMC）、羟丙

基纤维素（HPC）、聚乙烯吡咯烷酮（聚维酮，PVP）、丙烯酸树脂Ⅳ（Eudragit E）、聚乙烯缩乙醛二乙氨乙酸（AEA）。

②肠溶型：邻苯二甲酸醋酸纤维素（醋酸纤维素肽酸酯，CAP）、邻苯二甲酸羟丙甲纤维素（羟丙甲纤维素肽酸酯，HPMCP）、羟丙甲纤维素琥珀酸酯（HPMCAS）、虫胶、丙烯酸树脂Ⅰ、Ⅱ、Ⅲ号（Eudragit L、S）。

③水不溶型：乙基纤维素（EC）、醋酸纤维素（CA）、Eudragit RL、RS。

5. 其他附加剂　①增塑剂（丙二醇、甘油、聚乙二醇）；②遮光剂（二氧化钛）；③致孔剂（蔗糖、氯化钠、PEG）；④着色剂等。

考点5★★　质量检查

质量检查项目及限度要求：重量差异、脆碎度（<1%）、崩解时限、溶出度或释放度（篮法、浆法、小杯法）、含量均匀度（色斑）。

考点6★★★　举例

1. 盐酸西替利嗪咀嚼片　①主药：盐酸西替利嗪；②填充剂：微晶纤维素、甘露醇、预胶化淀粉、乳糖；③矫味剂：甘露醇、苹果酸、阿司帕坦；④黏合剂：聚乙烯吡咯烷酮溶液；⑤润滑剂：硬脂酸镁。

2. 硝酸甘油片 ①主药：10%硝酸甘油乙醇溶液；②填充剂：乳糖、蔗糖；③矫味剂：蔗糖；④黏合剂：10%淀粉浆；⑤润滑剂：硬脂酸镁。

3. 维生素C钙泡腾片 ①主药：维生素C、葡萄糖酸钙；②泡腾崩解剂：碳酸氢钠、碳酸钙、柠檬酸、苹果酸、富马酸；③矫味剂：甜橙香精；④湿润剂：无水乙醇。

4. 伊曲康唑片 ①主药：伊曲康唑；②填充剂：淀粉、糊精；③黏合剂：淀粉浆；④崩解剂：羧甲基淀粉钠；⑤润滑剂：硬脂酸镁、滑石粉。

考点7★ 临床应用与注意事项

只有裂痕片和分散片可分开使用。

五、胶囊剂

考点1★★ 概述

1. 定义 胶囊剂是指将药物或加辅料充填于空心硬质胶囊或弹性软质囊材中而制成的制剂。

2. 特点 ①优点：掩盖药物的不良嗅味，提高药物稳定性；起效快，生物利用度高；帮助液态药物固体剂型化；药物缓释、控释和定位释放。②局限性：胶囊壳多以明胶为原料制备，受温度和湿度影响较大；生产成本相对较高；婴幼儿和老人等特殊群体，口服有一定困难。

3. 不宜的内容物　①会导致囊壁溶化的水溶液或稀乙醇溶液药物；②会导致囊壁软化的风化性药物；会导致囊壁脆裂的强吸湿性的药物；③导致明胶变性的醛类药物；④会导致囊材软化或溶解的含有挥发性、小分子有机物的液体药物；⑤会导致囊壁变软的O/W型乳剂药物。

4. 分类　硬胶囊、软胶囊、缓释胶囊、控释胶囊、肠溶胶囊。

考点2★★　硬胶囊剂

1. 空胶囊主要成囊材料　明胶。

2. 附加剂　①增塑剂（如甘油、山梨醇、HPC、CMC－Na等）；②增稠剂（如琼脂）；③遮光剂（如二氧化肽）；④着色剂；⑤防腐剂（如尼泊金）。

考点3★　软胶囊剂

软胶囊囊皮组成：干明胶∶干增塑剂∶水＝1∶0.4～0.6∶1；增塑剂为甘油、山梨醇。

考点4★★　质量检查

质量检查项目及限度要求：装量差异、崩解时限（硬胶囊30分钟，软胶囊60分钟）、溶出度或释放度、含量均匀度；应密封贮存，其存放环境温度不高于30℃。

考点5★　举例

1. 克拉霉素胶囊　①主药：克拉霉素；②填充剂：淀粉；③黏合剂：淀粉浆；④崩解剂：低取代羟丙基纤维素；⑤润滑剂：微粉硅胶、硬脂酸镁。

2. 硝苯地平胶丸（软胶囊）　①主药：硝苯地平；②分散介质：聚乙二醇400；④囊材：明胶；⑤增塑剂：甘油。

考点6★　临床应用与注意事项

不宜干吞胶囊剂；服用时，水温不宜过高；应整粒吞服。

六、滴丸剂

考点1★★　概述

1. 定义　固体或液体药物与适宜的基质加热熔化混匀后，滴入不相混溶的冷凝液中，收缩冷凝而制成的小丸状制剂，主要供口服使用。

2. 分类　①速释高效滴丸；②缓释、控释滴丸；③溶液滴丸；④栓剂滴丸；⑤硬胶囊滴丸；⑥包衣滴丸；⑦脂质体滴丸；⑧肠溶衣滴丸；⑨干压包衣滴丸。

3. 特点　①设备简单，操作方便，工艺周期短，生产率高；②工艺条件易于控制，质量稳定，剂量准确，受热时间短，易氧化及具挥发性的药物溶于基质后，可增加其稳定性；③基质容纳液态药物量大，可使液态药物固化；④用固体分散技术制备的滴丸可吸收迅速、生物利用度高；⑤开发了耳、眼科用药新剂型。

4. 常用基质 ①水溶性基质：聚乙二醇类、聚氧乙烯单硬脂酸酯（S－40）、硬脂酸钠、甘油明胶、尿素、泊洛沙姆等；②非水溶性基质：硬脂酸、单硬脂酸甘油酯、虫蜡、氢化植物油、十八醇（硬脂醇）、十六醇（鲸蜡醇）等。

5. 冷凝液 ①油性冷凝液：液体石蜡、二甲基硅油等，用于水溶性基质；②水性冷凝液：水、不同浓度的乙醇等，用于非水溶性基质。

考点2★ 质量检查

检查项目：①应进行性状检查，确保大小均匀，色泽一致；②一般还应进行丸重差异、圆整度和溶散时限的检查；③小剂量滴丸剂还应进行含量均匀度的检查；④应密封贮存，防止受潮变质。

考点3★ 举例

联苯双酯滴丸属于固体分散体：①主药：联苯双酯；②基质：PEG 6000；③表面活性剂：吐温80；④冷凝液：液状石蜡。处方中PEG 6000

和吐温80有助增加难溶性药物联苯双酯溶出度，提高生物利用度。

考点4★ 临床应用与注意事项

一般含服5～15分钟就能起效，最多不超过30分钟；滴丸剂因药物性质不同，注意事项也不相同。

七、栓剂

考点1★ 概述

1. 定义 栓剂指药物与适宜基质制成的具有一定形状的供人体腔道内给药的固体制剂。

2. 分类 ①按给药途径分类：直肠用、阴道用、尿道用栓剂等；②按工艺与释药特点分类：速释的中空、泡腾栓剂；缓释的渗透泵、微囊、凝胶栓剂；既有速释又有缓释的双层栓剂等。

3. 特点 ①局部作用：通常将润滑剂、收敛剂、局部麻醉剂、甾体、激素以及抗菌药物制成栓剂，可在局部起通便、止痛、止痒、抗菌消炎等作用，如甘油栓、蛇黄栓。②全身作用：主要途径是直肠栓，通过与直肠黏膜接触发挥镇痛、镇静、兴奋、扩张支气管和血管、抗菌等作用，如吗啡栓、苯巴比妥钠栓等。

考点2★　基质的基本要求

①在室温下应有适当的硬度，塞入腔道时不变形亦不碎裂，在体温下易软化、熔化或溶解；②与主药无配伍禁忌，不影响主药的含量测定；③无毒性，无过敏性，对黏膜无刺激性；④在贮藏过程中不易霉变，且理化性质稳定等；⑤适用于热熔法和冷压法制备栓剂；⑥油脂性基质酸值<0.2，皂化价约200~245，碘值<7。

考点3★★　常用基质

1. 油脂性基质　①可可豆脂；②半合成脂肪酸甘油酯（椰油酯、山苍子油酯、棕榈酸酯、硬脂酸丙二醇酯）。

2. 水溶性基质　①甘油明胶；②聚乙二醇类；③非离子型表面活性剂类：聚氧乙烯（40）单硬脂酸酯类（Myri－52，S－40）、泊洛沙姆（Poloxamer）。

考点4★★　附加剂

①表面活性剂；②抗氧剂，如叔丁基羟基茴香醚（BHA）、2，6－二叔丁基对甲酚（BHT）、没食子酸酯类等；③防腐剂，如对羟基苯甲酸酯类；④硬化剂，如白蜡、硬脂酸、巴西棕榈蜡等；⑤增稠剂，如氢化蓖麻油、单硬脂酸甘油酯、硬

脂酸铝等；⑥吸收促进剂，如非离子型表面活性剂、脂肪酸、脂肪醇和脂肪酸酯类、尿素、水杨酸钠、苯甲酸钠、羟甲基纤维素钠、环糊精类衍生物等。

考点5★　质量评价

①药物与基质应混合均匀，栓剂外形应完整光滑，无刺激性；②塞入腔道后，应能融化、软化或溶解，并与分泌液混合，逐渐释放出药物，产生局部或全身作用；③有适宜的硬度，以免在包装、储存或使用时变形；④供制备栓剂用的固体药物，应预先用适宜的方法制成细粉或最细粉。

考点6★　举例

甲硝唑栓：本品属于中空栓剂，药物分速效和缓释两部分。甲硝唑为主药；碳酸氢钠和磷酸二氢钠为泡腾剂；香果脂为基质。

考点7★　临床应用与注意事项

栓剂受热易变形，气温高时，使用前最好置于冷水或冰箱中冷却后剪开取用。

第二节　液体制剂

一、概述

考点1★　液体制剂的定义

药物以分子、离子、小液滴、不溶性微粒、胶粒等形式存在于分散介质中的液体分散体系。

考点2★★　液体制剂的分类

按分散系统分类：均匀相，非均匀相。均匀相分散系统，如低分子溶液剂、高分子溶液剂，属于热力学稳定体系；非均相分散体系，如溶胶剂、混悬剂、乳剂，属于热力学不稳定体系。

考点3★　液体制剂的特点

①分散程度高，吸收快；②易于分剂量，使用方便；③可减少某些药物的刺激性；④易化学降解；⑤物理不稳定；⑥易霉变等。

考点4★　一般质量要求

均相：澄明溶液；非均相：分散均匀。

考点5★　液体制剂的包装

注意牢固性、密封性、化学稳定性、隔光性

及对液体制剂运输与贮存的方便性。

考点6★ 液体制剂的贮存

应注意温度、光线及卫生条件等；一般应密闭贮存于洁净、阴凉干燥的地方。

二、溶剂

考点1★ 理想溶剂的要求

①毒性小，无刺激性，无不适的臭味；②化学性质稳定，不与药物或附加剂发生化学反应，不影响药物的含量测定；③对药物具有较好的溶解性或分散性。

考点2★★ 按极性大小分类

1. 非极性 脂肪油、液状石蜡、油酸乙酯、乙酸乙酯等。

2. 半极性 乙醇、丙二醇、聚乙二醇（PEG）等。

3. 极性 水、甘油、二甲基亚砜（DMSO）等。

三、附加剂

考点1★★ 增溶剂

表面活性剂，*HLB* 值 15～18；机理是胶束增溶。

考点2★★　助溶剂

某些有机酸及其盐类，如苯甲酸、碘化钾等；酰胺或胺类化合物，如乙二胺等；一些水溶性高分子化合物，如聚维酮（PVP）。机理是形成可溶性络合物、缔合物或复盐。

考点★★　潜溶剂

混合溶剂；能与水形成潜溶剂的有乙醇、丙二醇、甘油、聚乙二醇等。

考点4★★★　防腐剂

1. 定义　防腐剂（抑菌剂）是指防止或抑制微生物生长发育的化学物质。

2. 常用防腐剂　尼泊金类（含有聚山梨酯类的药液不宜选用）、苯甲酸类、山梨酸类、苯扎溴铵（在酸、碱中稳定）、三氯叔丁醇、苯酚、硫柳汞、苯甲醇等。

考点5★　矫味剂

类型：甜味剂、芳香剂、胶浆剂、泡腾剂。

考点6★　着色剂

类型：天然色素、合成色素。

四、表面活性剂

考点1★★★　表面活性剂概述

1. 结构特点　两亲性分子。

2. 种类　①阴离子：肥皂类、硫酸化物、磺酸化物；②阳离子：苯扎氯铵、苯扎溴铵；③两性离子：卵磷脂、氨基酸型、甜菜碱型；④非离子：司盘、吐温、蔗糖酯、卖泽、苄泽、泊洛沙姆。

3. 毒性顺序　阳离子>阴离子>非离子；两性离子<阳离子。

4. 溶血顺序　聚氧乙烯烷基醚>聚氧乙烯芳基醚>聚氧乙烯脂肪酸酯>吐温；吐温20>吐温60>吐温40>吐温80。

考点2★★　表面活性剂的应用

增溶（*HLB* 15~18）、乳化（W/O：*HLB* 3~8；O/W：*HLB* 8~16）、润湿（*HLB* 7~9或7~11）、起泡与消泡（*HLB* 1~3）、去污（*HLB* 13~16）、消毒和杀菌。

五、低分子溶液剂

考点1★　低分子溶液剂定义

小分子药物以分子或离子状态分散在分散介

质中，粒径＜1nm，真溶液；无界面，热力学稳定体系；扩散快，能透过滤纸和某些半透膜。

考点2★　溶液剂

1. 定义　一般指化学药溶于溶剂中的内服或外用均相澄明溶液。

2. 附加剂　增溶剂、助溶剂、抗氧剂、防腐剂、缓冲剂、矫味剂及着色剂等。

3. 举例　对乙酰氨基酚口服液：对乙酰氨基酚（主药）；糖浆、甜蜜素（甜味剂）；香精（芳香剂）；羟苯丙酯和羟苯乙酯（防腐剂）；聚乙二醇400（助溶剂）；L－半胱氨酸盐酸盐（稳定剂）。

考点3★　芳香水剂

1. 定义　系指芳香挥发性药物的饱和或近饱和水溶液。

2. 质量要求　澄明水溶液；必须具有与原有药物相同的气味；不得有异臭、沉淀和杂质；不宜大量配制和久贮。

3. 举例　薄荷水：薄荷油（主药）；蒸馏水（溶剂）；滑石粉（分散剂，具有吸附、助滤作用，不宜过细）。

考点4★ 醑剂

1. 定义 指挥发性药物的浓乙醇溶液，可供内服或外用。

2. 质量要求 挥发性药物浓度为5%~20%；乙醇浓度为60%~90%溶液；贮于密闭容器中，且不易久贮。

3. 举例 复方薄荷脑醑：薄荷脑（主药）；蒸馏水（溶剂）；乙醇（潜溶剂）；苯酚（主药、防腐剂）。

考点5★ 甘油剂

1. 定义 是指药物溶于甘油中制成的专供外用的溶液剂。

2. 质量要求 具有黏稠性、防腐性、吸湿性；对皮肤、黏膜有滋润作用；密闭保存。

3. 举例 碘甘油：碘（主药）；碘化钾（助溶剂）；甘油（溶剂）；水（潜溶剂）。

考点6★ 糖浆剂

1. 定义 糖浆剂系指含有药物或芳香物质的浓蔗糖水溶液，供口服应用。可分为单糖浆、矫味糖浆、药物糖浆。

2. 质量要求 含蔗糖量不低于45%（g/mL）；应检查密度、pH等；密封，阴凉干燥处贮存。

3. 举例 复方磷酸可待因糖浆：磷酸可待因、盐酸异丙嗪（主药）；pH 调节剂；维生素 C、焦亚硫酸钠（抗氧剂）；蔗糖（矫味剂）；乙醇（潜溶剂）；水（溶剂）。

考点7★★ 其他

1. 搽剂

（1）定义：系指原料药物用乙醇、油或适宜的溶剂制成的溶液、乳状液或混悬液，供无破损皮肤揉擦用的液体制剂。

（2）举例：复方苯海拉明搽剂：苯海拉明、苯佐卡因、薄荷脑、樟脑（主药）；水、乙醇（溶剂）。

2. 涂剂

（1）定义：系指含原料药物的水性或油性溶液、乳状液、混悬液，供临床前用消毒纱布或棉球等蘸取涂于皮肤上或口腔与喉部黏膜的液体制剂；多为消毒或消炎药物的甘油溶液。

（2）举例：石灰搽剂：石灰搽剂是油包水型乳剂，是由氢氧化钙与菜油或花生油中所含的少量游离脂肪酸进行皂化反应形成钙皂（新生皂）作乳化剂，再乳化菜油或花生油而制成 W/O 型乳剂（注意其命名是搽剂，但用法是涂剂）。

3. 涂膜剂

（1）定义：原料药物溶解或分散于含有膜材

料溶剂中，涂搽患处后，溶剂迅速挥发，形成薄膜保护患处，并释放药物。常用成膜材料有聚乙烯醇（PVA）、聚乙烯吡咯烷酮（PVP）；增塑剂有甘油、丙二醇；溶剂为乙醇。

（2）举例：痤疮涂膜剂：沉降硫、硫酸锌、氯霉素、樟脑醑（主药）；甘油（润湿剂）；PVA（成膜材料）；乙醇、蒸馏水（溶剂）。

4. 洗剂

（1）定义：系指含原料药物的溶液、乳状液、混悬液，供清洗或涂抹无破损皮肤或腔道用的液体制剂。

（2）举例：复方硫黄洗剂：沉降硫、硫酸锌、樟脑醑（主药）；甘油（润湿剂）（可用聚山梨酯80，但不宜用软肥皂）；羧甲基纤维素钠（助悬剂）；水（分散介质）。

5. 灌肠剂

（1）定义：系指灌注于直肠的水性、油性溶液、乳状液和混悬液，以治疗、诊断或营养为目的的液体制剂。

（2）举例：甘油灌肠剂：甘油（主药）；水（溶剂）。

六、高分子溶液剂

考点1★　定义

高分子药物以分子状态分散在分散介质中，粒径1～100nm，真溶液；热力学稳定体系；扩散慢，能透过滤纸，不能透过半透膜。

考点2★　特点

荷电性、渗透压（与浓度有关，较高）、黏度（与分子量有关）、聚结性、胶凝性。

考点3★　性质

稳定性（加入脱水剂或电解质能使水化膜破坏，从而凝结析出沉淀）、陈化现象（放置过程中自发地聚集而沉淀）。

考点4★　举例

胃蛋白酶合剂：胃蛋白酶（主药）；单糖浆、橙皮酊（矫味剂）；羟苯乙酯（防腐剂）；稀盐酸（pH调节剂）；水（溶剂）。

七、溶胶剂

考点1★　定义

胶态分散形成多相体系，又称疏水胶体溶液，粒径1～100nm；有界面，热力学不稳定体系；扩散慢，能透过滤纸而不能透过半透膜。

考点2★★ 特点

聚结不稳定性、光学Tyndall效应、动力学布朗运动、双电层。

考点3★ 性质

构造（双电层）；水化膜；添加剂的影响（电解质、高分子化合物、溶胶相互作用）。

考点4★ 举例

纳米银溶胶：硝酸银（生成的纳米银为主药）；柠檬酸钠为还原剂。

八、混悬剂

考点1★ 定义

固体微粒分散形成多相体系，粒径＞500nm，动力学和热力学均不稳定体系；有界面，显微镜下可见；为非均相系统。

考点2★ 制备缘由

①药物难溶；②要求缓释。

考点3★★★　特点

①可以提高药物的稳定性；②可以掩盖药物的不良气味；③产生长效作用。

考点4★　物理稳定性

①混悬粒子的沉降速度（Stoke's 定律）；②微粒的荷电与水化；③絮凝与反絮凝；④结晶增长与转型（Ostwald - Freundlich 方程）；⑤分散相的浓度和温度。

考点5★★★　稳定剂

1. 助悬剂　①低分子：如甘油、糖浆等；②高分子：天然的如果胶、琼脂、白及胶、西黄蓍胶、阿拉伯胶或海藻酸钠等，应加入防腐剂；合成的如 MC、HPMC、CMC - Na、PVP、PVA 等；③硅皂土（不需加防腐剂，pH > 7 助悬效果更佳）；④触变胶。

2. 润湿剂　*HLB* 值7～11。

3. 絮凝剂与反絮凝剂　为了保证混悬剂的稳定性，一般控制 ζ 电位在20～25mV，使其能发生絮凝；通常阴离子的絮凝作用大于阳离子，离子价数越高，絮凝、反絮凝作用越强。

考点6★★ 质量检查项目

微粒大小、沉降容积比（$F=H/H_0$）、絮凝度（$\beta=F/F_\infty$）、重新分散性、流变学。

考点7★★ 举例

布洛芬口服混悬剂：布洛芬（主药）；甘油（润湿剂）；羟丙甲基纤维素（助悬剂）；山梨醇（甜味剂）；枸橼酸（pH 调节剂）；水（分散介质）。

考点8★ 临床应用与注意事项

使用前摇匀，低温避光保存。

九、乳剂

考点1★ 定义

液体微粒分散形成多相体系，粒径 > 100nm，动力学和热力学均不稳定体系；有界面，显微镜下可见；为非均相系统。

考点2★ 乳剂的组成

油相、水相和乳化剂。

考点3★ 乳剂的分类

1. 按粒径分类 纳米乳，热力学稳定体系，

0.01～0.10μm；亚微乳，0.1～1.0μm；普通乳，1～100μm。

2. 按组成分类　O/W、W/O、W/O/W、O/W/O。

考点2★★　乳剂的特点

①分散度很大，药物吸收快，药效发挥快及生物利用度高；②O/W型乳剂可掩盖药物的不良气味，并可以加入矫味剂；③减少药物的刺激性及毒副作用；④可增加难溶性药物的溶解度，提高药物的稳定性；⑤外用乳剂可改善药物对皮肤、黏膜的渗透性；⑥静脉注射乳剂，可使药物具有靶向作用，提高疗效。

考点3★★★　乳化剂

（1）高分子化合物：亲水性强，黏度较大，多形成O/W型乳剂，包括阿拉伯胶、明胶等。

（2）表面活性剂：阴离子型乳化剂（十二烷基硫酸钠、皂类）；非离子型乳化剂（Span、Tween、泊洛沙姆）。

（3）固体粉末：O/W型，如硅皂土、氢氧化镁、氢氧化铝、二氧化硅、白陶土等；W/O型，如氢氧化钙、氢氧化锌、硬脂酸镁等。

考点4★★★ 乳剂的变化

①分层（粒子的上浮或下沉）；②絮凝（可逆）；③合并与破裂；④转相（转型）；⑤酸败。

考点5★★ 质量检查项目

粒径大小、分层现象、乳滴合并速度、稳定性常数。

考点6★ 举例

1. 鱼肝油乳剂 鱼肝油为主药和油相；水为水相；阿拉伯胶为乳化剂；西黄蓍胶为稳定剂；糖精钠、杏仁油为矫味剂；羟苯乙酯为防腐剂。

2. 脂肪乳注射液 本品为复方制剂，系由注射用大豆油经注射用卵磷脂乳化并加注射用甘油制成灭菌乳状液体。卵磷脂可辅助治疗动脉粥样硬化、脂肪肝，以及小儿湿疹、神经衰弱症。在药用辅料中作增溶剂、乳化剂及油脂类的抗氧化剂。

第四章　药物灭菌制剂和其他制剂

第一节　灭菌制剂和无菌制剂

一、概述

考点1★　分类

1. 注射剂　直接注射进入人体内的制剂。

2. 植入型制剂　用埋植方式给药的制剂。

3. 眼用制剂　用于眼部疾病的制剂。

4. 局部外用制剂　用于外伤、烧伤及溃疡等创面的制剂。

5. 其他用制剂　手术时使用的制剂，如冲洗剂、止血海绵剂等。

考点2★　一般质量要求

①无菌；②无热原；③可见异物和不溶性微粒符合规定；④安全性高；⑤渗透压应和血浆的渗透压相等或接近；⑥pH 应和血液或组织的 pH 相等或相近；⑦有一定的稳定性；⑧降压物质需符合规定。

二、热原

考点1★★　组成

热原是微生物产生的内毒素；内毒素 = 热原 = 脂多糖；由磷脂、脂多糖、蛋白质组成；致热能力最强的是革兰阴性杆菌

考点2★★★　性质

①耐热性（一般经 60℃ 加热 1 小时不受影响，100℃ 也不会发生热解，但在 120℃ 下加热 4 小时能破坏 98% 左右，在 180 ~ 200℃ 干热 2 小时，或 250℃、30 ~ 45 分钟，或 650℃、1 分钟可使热原彻底破坏）；②可滤过性；③易被吸附性；④不挥发性；⑤水溶性；⑥其他性质（能被强酸、强碱、强氧化剂以及超声波破坏，也可被某些离子交换树脂所吸附）。

考点3★★　污染途径

①主要途径，从注射用水（溶剂）中带入；②从其他原辅料中带入；③从容器、用具、管道和设备等带入；④从制备过程中带入；⑤从输液器（使用过程）带入。

考点4★★★　除去方法

①药液或溶剂中：吸附法、离子交换法、凝

胶滤过法、超滤法、反渗透法；②容器或用具上：酸碱法、高温法。

三、溶解度与溶出速度

考点1★★★　溶解度

1. 影响溶解度的因素　极性、溶剂、温度、晶型、粒子大小、加入第三种物质（如同离子效应）。

2. 增加药物溶解度的方法　制成可溶性盐、引入亲水性基团、制成共晶、加入潜溶剂、加入助溶剂、加入增溶剂、微粉化、包合技术。

考点2★　溶出速度

1. 影响溶出速度的因素　温度、搅拌和粉碎度。

2. 增加药物溶出速度的方法　微粉化、研磨混合物、制固体分散物、吸附于“载体”；Noyes－Whitney方程（固体药物的溶出速度受扩散控制，可用其表示）。

四、注射剂

考点1★★★　分类与特点

1. 类型　溶液型、混悬型、乳状液型、无菌粉末。

2. 特点　①药效迅速，剂量准确，作用可靠；②适用于不宜口服的药物及不能口服给药的患者；③可以产生局部定向作用；④使用不便，易造成注射疼痛；⑤安全性低于口服制剂；⑥制造过程复杂。

考点2★★★　溶剂

1. 制药用水　①纯化水（原水经蒸馏法、离子交换法、反渗透法或其他适宜方法制得的制药用水，不含任何附加剂。纯化水不得用于注射剂的配制与稀释）；②注射用水（纯化水经蒸馏所制得的水，是配制注射剂用的溶剂）；③灭菌注射用水（系注射用水经灭菌所制得的水，是无菌、无热原的水。主要用于注射用灭菌粉末的溶剂或注射液的稀释剂）。

2. 注射用油　大豆油、茶油、麻油、花生油、玉米油等。

3. 其他　乙醇、甘油、丙二醇、PEG等。

考点3★★★　附加剂

1. pH调节剂　盐酸、氢氧化钠、醋酸－醋酸钠、枸橼酸－枸橼酸钠、乳酸、酒石酸－酒石酸钠、磷酸氢二钠－磷酸二氢钠、碳酸氢钠－碳酸钠等。

2. 等渗调节剂　氯化钠、葡萄糖、甘油。

3. 增溶剂、润湿剂或乳化剂 聚氧乙烯蓖麻油、聚山梨酯类（吐温类）、聚维酮、聚乙二醇－40－蓖麻油、卵磷脂、脱氧胆酸钠、普朗尼克F－68（泊洛沙姆188）等。

4. 助悬剂 明胶、MC、CMC－Na等。

5. 延缓药物氧化的附加剂 ①抗氧剂：亚硫酸氢钠（酸性）、焦亚硫酸钠（酸性）、硫代硫酸钠（碱性）、亚硫酸钠（碱性）；②螯合剂：EDTA·2Na；③惰性气体：二氧化碳、氮气。

6. 局部止痛剂 盐酸普鲁卡因、利多卡因等。

7. 抑菌剂 苯酚、甲酚、氯甲酚、苯甲醇、三氯叔丁醇、苯甲醇、硝酸苯汞、尼泊金类等。

8. 稳定剂 肌酐、甘氨酸、烟酰胺、辛酸钠。

9. 填充剂 乳糖、甘露醇、甘氨酸。

10. 保护剂 乳糖、蔗糖、麦芽糖、人血红蛋白。

考点4★★ 质量要求

①pH 4～9；②渗透压应和血浆渗透压相等或略偏高（静注）；③安全性；④稳定性；⑤澄明；⑥无菌；⑦无热原。

考点5★★ 举例

维生素C注射液：维生素C为主药；水为溶剂；碳酸氢钠为pH调节剂；依地酸二钠为络合

剂；亚硫酸氢钠为抗氧剂。

考点6★★ 临床应用与注意事项

①不宜口服给药的患者；②不宜口服的药物；③适于抢救危重病症之用；④应积极采用序贯法。

五、输液

考点1★★ 输液分类

1. 电解质输液 如氯化钠注射液。

2. 营养输液 葡萄糖输液、复方氨基酸输液、脂肪乳剂输液。注意静脉注射脂肪乳剂的质量要求、原料及乳化剂（磷脂、泊洛沙姆188）的选择，稳定剂常用油酸钠。

3. 胶体输液 右旋糖酐注射液。

4. 含药输液 氧氟沙星葡萄糖注射液。

考点2★★ 质量要求

1. 质量要求 无菌、无热原或细菌内毒素、不溶性微粒等必须符合规定；不得添加抑菌剂；渗透压应和血浆的渗透压相等或偏高渗；pH应和血液的pH相等或相近。

2. 输液中存在的问题 细菌污染、热原反应、澄明度与微粒问题。

考点3★　举例

1. 葡萄糖注射液　葡萄糖为主药；水为溶剂；盐酸为pH调节剂（pH 3.8~4.0）。

2. 复方氨基酸输液（营养输液）　氨基酸为主药；水为溶剂；亚硫酸氢钠为抗氧剂。

3. 静脉注射用脂肪乳　大豆油是油相，也为主药；水为水相；大豆磷脂为乳化剂；甘油为等渗调节剂。要求：①90%微粒直径<1μm，微粒大小均匀，不得有>5μm的微粒；②成品耐受高压灭菌，在贮存期内乳剂稳定，成分不变；③无副作用，无抗原性，无降压作用与溶血作用。

4. 右旋糖酐输液（胶体输液）　右旋糖酐为主药；水为溶剂；氯化钠为等渗调节剂。

考点4★　临床应用与注意事项

1. 静脉输液速度应随临床需求而改变，如氧氟沙星宜慢，否则易发生低血压；复方氨基酸过快，可致恶心、呕吐；林可霉素要维持1小时以上。

2. 一般应临用前配制，保证疗效，减少不良反应。

六、注射用无菌粉末

考点1★　分类

①无菌粉末分装直接制品；②冻干无菌粉末

制品。

考点2★ 特点

主要适用于水中不稳定药物，尤其是对湿热敏感的抗生素和生物制品。

考点3★ 冻干制剂常见问题

①含水量偏高；②喷瓶；③产品外观不饱满或萎缩成团。

考点4★ 质量要求

①粉末无异物；②粉末细度或结晶度需适宜，便于分装；③无菌、无热原或细菌内毒素；④冻干制品是完整块状物或海绵状物；⑤外形饱满，色泽均一，多孔性好，水溶解后能快速恢复冻干前状态；⑥不溶性微粒、装量差异、含量均匀度等检查符合规定。

考点5★ 举例

注射用辅酶 A 的无菌冻干制剂：辅酶 A 为主药；水解明胶、甘露醇、葡萄糖酸钙为填充剂；半胱氨酸为稳定剂。

考点6★ 临床应用与注意事项

一般药剂学稳定化技术较难得到满意的注射

剂产品时，可考虑制成固体形态的注射剂；注意防止吸潮变质。

七、眼用制剂

考点1★ 分类

1. 眼用液体制剂 滴眼剂、洗眼剂、眼内注射溶液。

2. 眼用半固体制剂 眼膏剂、眼用乳膏剂、眼用凝胶剂。

3. 眼用固体制剂 眼膜剂、眼丸剂、眼内插入剂。

考点2★★ 质量要求

①pH值：pH值为5.0～9.0，应兼顾药物的溶解度和稳定性的要求；②渗透压：滴眼剂、洗眼剂需与泪液等渗；③无菌：用于眼外伤的要求绝对无菌，不允许加入抑菌剂，一经开启，不能放置再用；④澄明度：大于50μm的颗粒不得超过2个，且不得有超过90μm的粒子；⑤黏度：合适的黏度范围是4.0～5.0mPa·S；⑥稳定性：密封避光保存，启用后最多可用4周。

考点3★★ 附加剂

1. pH调节剂 磷酸盐缓冲液、硼酸缓冲液、硼酸盐缓冲液。

2. 渗透压调节剂 氯化钠、葡萄糖、硼酸、硼砂等。

3. 抑菌剂 硝酸苯汞、苯扎氯铵、苯扎溴铵、苯乙醇、尼泊金类、山梨酸等。

4. 黏度调节剂 甲基纤维素、聚乙烯醇、聚乙二醇、聚维酮等。

5. 其他 增溶剂、助溶剂、抗氧剂等。

考点4★★ 举例

1. 醋酸可的松滴眼液（混悬液） 醋酸可的松微晶（5～20μm）为主药；羧甲基纤维素钠为助悬剂；吐温80为润湿剂；硝酸苯汞为防腐剂；硼酸为pH与等渗调节剂。

2. 凝胶型氧氟沙星眼膏 氧氟沙星为主药；卡波姆、氢化硬化蓖麻油是基质；氯化钠为等渗调节剂；硼酸为pH调节剂；丙二醇、透明质酸钠是保湿剂；羟苯乙酯是防腐剂。氧氟沙星在酸性条件下（pH 5.0～6.5）溶解，与辅料成分混合加热溶解（60～80℃）是保证形成透明膏体的关键。

3. 含有奥磺酸钠的眼用膜剂 奥磺酸钠为主药；聚乙烯醇是成膜剂；甘油是增塑剂；液状石蜡是脱模剂。

考点5★ 临床应用与注意事项

尽量单独使用一种滴眼剂；眼用制剂应一人

一用；制剂性状发生改变时禁止使用。

八、植入剂

考点1★　定义

系指由原料药物或与辅料制成的供植入人体内的无菌固体制剂。

考点2★　分类

植入泵、高分子聚合物植入系统、可降解型注射式原位植入给药系统。

考点3★　特点

具有定位给药、用药次数少、给药剂量小、长效恒速作用。

考点4★　质量要求

①植入剂的辅料必须是生物相容的（可生物降解或不可降解）；②植入剂应测定释放度；③植入剂应单剂量包装，包装容器应灭菌；④植入剂应严封，遮光贮存。

考点5★　举例

地塞米松植入剂：地塞米松为主药；聚 D－乳酸为骨架材料；PEG 为改性剂，有促溶、致孔、增塑、润滑、增强、增韧等作用。

考点6★ 临床应用与注意事项

①主要用于抗肿瘤药、胰岛素给药、激素给药、心血管疾病的治疗、眼部用药以及抗成瘾性等；②若植入剂的材料没有较好的降解性，容易引发炎症反应，需进行手术取出，导致患者的顺应性差；③若植入剂移位，会导致其难以取出；④另外，使用不当可能出现多聚物的毒性反应。

九、冲洗剂

考点1★ 定义

系指用于冲洗开放性伤口或腔体的无菌溶液。由原料药物、电解质或等渗调节剂溶解在注射用水中制成。

考点2★★ 质量要求

①等渗；②无菌；③目测应澄清；④冲洗剂的容器符合注射剂容器的规定；⑤冲洗剂应严封贮存。

考点3★ 举例

伤口消炎冲洗剂：七叶一枝花、白及、千里光、一扫光、冰片为主药。

十、烧伤及严重创伤用外用制剂

考点1★　溶液剂、软膏剂

属于灭菌制剂，在无菌条件下制备，注意防止避免微生物污染，所用的基质、药物、器具、包装等均应严格灭菌。

考点2★　气雾剂、粉雾剂

可用于保护创面、局部麻醉、清洁消毒和止血等局部作用。

考点3★　临床应用与注意事项

①主要用于烧伤和严重外伤；②用于烧伤和外伤的溶液剂和软膏剂必须无菌，而气雾剂必须无刺激性。

第二节　其他制剂

一、半固体剂型

（一）乳膏剂

考点1★　概述

1. 定义　乳膏剂系指药物溶解或分散于乳状液型基质中形成的均匀的半固体外用制剂。

2. 分类 按基质不同分类：O/W 型（雪花膏）和 W/O 型（冷霜）。

3. 特点 触变性和热敏性。

4. 质量要求 ①乳膏剂应均匀、细腻，涂在皮肤上无粗糙感；②有适当的黏稠度，易涂布于皮肤或黏膜等部位；③性质稳定，无酸败、异臭、变色、变硬等变质现象；④无刺激性、过敏性或其他不良反应；⑤用于创面的乳膏剂应无菌。

考点2★★ 组成

1. 主要组分 油相、水相、乳化剂。

2. 油相 烃类（凡士林、固体石蜡、液状石蜡）、动植物油脂、类脂（羊毛脂、蜂蜡和鲸蜡）、硬脂酸、高级脂肪醇等。

3. 乳化剂 一价皂、脂肪醇硫酸（酯）钠类、聚山梨酯类（O/W）；多价皂、脂肪酸山梨坦类（W/O）。

4. 其他 如保湿剂、防腐剂、抗氧剂、增稠剂、透皮促进剂等。

考点3★ 质量评价

质量检查项目及限度要求：物理性质、刺激性、稳定性、微生物限度、无菌、主药含量等。

考点4★★　举例

水杨酸乳膏（O/W型）：水杨酸为主药；液状石蜡、硬脂酸、白凡士林为油相；十二烷基硫酸钠、硬脂酸甘油酯为混合乳化剂；甘油为保湿剂；羟苯乙酯为防腐剂；水为水相。

考点5★　临床应用与注意事项

①在使用过程中注意不可多种药物联合使用；②避免接触眼睛及黏膜；③用药疗程应根据治疗效果确定，不宜长期用药。

（二）凝胶剂

考点1★　概述

1. 定义　凝胶剂系指原料药物与能形成凝胶的辅料制成均一、混悬或乳状的乳胶稠厚液体或半固体制剂。

2. 特点　具有缓释、控释作用，工艺简单，形状美观，易于涂布，局部给药易吸收，不污染衣物，稳定性较好。

3. 分类　①按分散系统分类：单相和双相；单相可分水性凝胶和油性凝胶；②按形态不同分类：乳胶剂、胶浆剂、混悬型凝胶剂。

考点2★ 基质与附加剂

1. 基质 西黄蓍胶、交联型聚丙烯酸钠、卡波沫、氢氧化铝等。

2. 附加剂 保湿剂、防腐剂、抗氧剂、乳化剂、增稠剂、透皮促进剂等。

考点3★ 质量要求

分散均匀、细腻、性质稳定、不下沉结块、pH 检查等。

考点4★ 举例

吲哚美辛软膏：吲哚美辛为主药；交联型聚丙烯酸钠（SDB－L400）为高吸水性树脂材料，吸水膨胀成胶状半固体，具有保湿、增稠、皮肤浸润等作用；甘油为保湿剂；苯扎溴铵为防腐剂。

考点5★ 临床应用与注意事项

①皮肤破损处不宜用；②避免接触眼睛及黏膜；③凝胶剂性质发生改变时禁止使用。

二、气体剂型

（一）气雾剂

考点1★　概念

药物和附加剂与适宜的抛射剂装于具有特制阀门系统的耐压密封容器中而制成的制剂；借抛射剂的压力将内容物定量或非定量呈雾状喷出；可喷至肺部、皮肤或其他腔道黏膜起局部作用或全身作用。

考点2★★　特点

1. 优点　①简洁、便携、耐用、方便、多剂量；②比雾化器容易准备，治疗时间短；③良好的剂量均一性；④气溶胶形成与患者的吸入行为无关；⑤所有 MDIs 的操作和吸入方法相似；⑥高压下的内容物可防止病原体侵入。

2. 缺点　①若患者无法正确使用，就会造成肺部剂量较低和（或）不均一；②通常不是呼吸触动，即使吸入技术良好，肺部沉积量通常较低；③阀门系统对药物剂量有所限制，无法递送大剂量药物；④大多数现有的 MDIs 没有剂量计数器。

考点3★ 质量要求

①无毒性，无刺激性；②抛射剂为低沸点液体；③气雾剂容器应能耐受所需的压力，每压一次，必须喷出均匀的细雾状的雾滴或雾粒，并释放出准确的剂量；④泄漏和压力应符合规定，确保安全使用；⑤烧伤、创伤、溃疡用气雾剂应无菌；⑥凉暗处贮存，避免暴晒、受热、敲打、撞击。

考点4★★ 分类

1. 按分散系统 ①溶液型（以细雾状雾滴喷出）可加潜溶剂；②混悬型（以雾粒状喷出），可加润湿剂；③乳剂型（以泡沫状喷出），可加泡沫稳定剂。

2. 按给药途径 吸入、非吸入、外用。

3. 按处方组成 二相（溶液型）、三相（混悬型、乳剂型）。

4. 按给药定量否 定量、非定量。

考点5★ 组成

1. 抛射剂（氯氟烷烃、氢氟烷烃、碳氢化合物、压缩气体）。

2. 药物与附加剂（潜溶剂、分散剂、泡沫稳定剂）。

3. 耐压容器。

4. 阀门系统。

考点6★　质量检查项目

泄露率、每瓶总揿数、每揿主药含量、雾滴分布、喷射速率、喷出总量、无菌和微生物限度。

考点7★★　举例

盐酸异丙肾上腺素气雾剂：盐酸异丙肾上腺素为主药；二氯二氟甲烷（F12）为抛射剂；乙醇为潜溶剂；维生素C为抗氧剂。

考点8★　临床应用与注意事项

1. 气雾剂可用于呼吸道吸入给药，或直接喷至腔道黏膜、皮肤给药，也可用于空间消毒。

2. 首次使用前或距上次使用超过1周时，先向空中试喷一次。

3. 吸入结束后用清水漱口，以清除上咽部残留的药物；如使用激素类药物应刷牙，避免药物对口腔黏膜和牙齿的损伤。

4. 气雾剂容器有一定内压，应置凉暗处保存，并避免暴晒、受热、敲打、撞击。

（二）喷雾剂

考点1★ 定义

药物与适宜的辅料填充于特制的装置中，使用时借助手动泵的压力或其他方法将内容物呈雾状释出，用于肺部吸入或直接喷至腔道黏膜、皮肤及空间消毒的制剂。

考点2★ 分类

1. 按内容物组成 溶液型、乳状液型或混悬型。

2. 按给药定量与否 定量与非定量。

考点3★ 特点

①直达作用部位，起效快；②毒副作用小；③可减少疼痛，使用方便。

考点4★ 附加剂

根据需要可加入助溶剂、抗氧剂、抑菌剂、表面活性剂等附加剂。

考点5★ 质量要求

①喷雾剂应在相关品种要求的环境配制；②喷雾剂装置中各组成部件均应采用无毒、无刺激性、性质稳定、与药物不起作用的材料制备；③溶液型应澄清；乳状液型应分散均匀；混悬型

应将药物细粉和附加剂充分混匀、研细，制成稳定的混悬液。

考点6★　举例

莫米松喷雾剂：本品为混悬型喷雾剂；莫米松糠酸酯为主药；聚山梨酯 80 为润湿剂（稳定剂）；水为分散介质。

考点7★　临床应用与注意事项

1. 对肺的局部作用，其雾化粒子以 3 ~ 10μm 为宜；若要迅速吸收发挥全身作用，其雾化粒子以 0.5 ~ 1μm 为佳。

2. 喷雾剂多为临时配制而成，保留时间不宜过久。

（三）粉雾剂

考点1★　定义

粉雾剂系指一种或一种以上的药物粉末，装填于特殊的给药装置中，以干粉形式将药物喷于给药部位，发挥全身或局部作用的一种给药系统。

考点2★　分类

吸入、非吸入、外用。

考点3★★ 特点

①无胃肠道的降解作用；②无肝脏的首过效应；③药物吸收迅速，可直接进入体循环，起全身治疗作用；④可用于胃肠道难以吸收的水溶性大分子药物；⑤顺应性好；⑥起局部作用的药物，给药剂量明显降低。

考点4★ 质量要求

①药物粒子大小应控制在10μm以下，其中大多数应在5μm以下；②无毒，无刺激；③置暗凉处保存，防止吸潮。

考点5★ 举例

色甘酸钠粉雾剂：本品为胶囊型粉雾剂；色甘酸钠为主药；乳糖为载体。

考点6★ 临床应用与注意事项

①雾化吸入给药，其使用方法方便，无须患者特殊配合，但受仪器装置的影响，不易携带，多在家庭或医院使用。

②定量气雾剂与干粉吸入剂对患者的自身认知能力与熟练掌握能力有较高的要求。

③干粉吸入剂对患者的吸气速率要求为30～120mL/min，因此不推荐5岁以下儿童或有严重肺功能障碍的患者使用。

第五章　药物递送系统（DDS）

第一节　快速释放制剂

一、概述

考点1★　定义

口服速释制剂系指口服后能快速崩解或者溶解的固体制剂，通过口腔或胃肠道迅速吸收，具有起效快、生物利用度高等特点。

考点2★★　技术

固体制剂的速释主要是增加药物的溶解度和溶出速度，常采用固体分散、包合等制备技术。

考点3★　类型

口服速释片剂（分散片、口崩片）、滴丸剂、吸入制剂。

二、固体分散技术

考点1　定义

固体分散体系指药物高度分散在适宜的载体

材料中形成的固态分散物；并作为制剂的中间体。

考点2★★　分类

①低共熔混合物；②固态溶液；③共沉淀物。

考点3★★★　特点

①利用载体的包蔽作用，可延缓药物的水解和氧化，掩盖药物的不良气味和刺激性，也可使液态药物固体化；②固体分散体存在的主要问题是不够稳定，久贮会发生老化现象。

考点4★　药物形态

分子状态、胶体状态、亚稳定态、微晶态、无定形态。

考点5★　载体

1. 水溶性载体　难溶性药物以分子状态分散，可以大大加快药物的溶出，提高药物的生物利用度。

2. 难溶性载体　可以达到缓释作用，改善药物的生物利用度。

3. 肠溶性载体　可以控制药物仅在肠中释放。

考点6★★　速释原理

①药物的高度分散状态；②载体材料对药物

溶出的促进作用（具有可润湿性、分散性、抑晶性）。

三、包合技术

考点1★ 定义

一种分子被包嵌在另一种分子的空穴结构内，形成包合物的技术；具有空穴结构的（包合材料）分子称为主分子，被包嵌的（药物）分子称为客分子。

考点2★ 分类

1. 按主分子形成空穴的几何形状 笼状、管状和层状包合物。

2. 按结构和性质 单分子、多分子和大分子包合物。

考点3★★★ 特点

①可提高药物的稳定性；②增大药物的溶解度，掩盖药物的不良气味或味道；③降低药物的刺激性与毒副作用；④调节药物的释放速度，提高药物的生物利用度；⑤防止挥发性药物成分的损失，使液态药物粉末化。

四、口崩片

考点1★ 定义

亦称口腔崩解片，系指在口腔内不需用水辅助吞咽，能在口腔中15秒内迅速崩解成细颗粒的片剂。

考点2★★ 特点

①吸收快，生物利用度高；②服用方便，适合于吞咽困难的患者和老人；③胃肠道反应小，副作用低；④减少了肝脏的首过效应。

考点3★ 质量要求

①崩解时限；②对于难溶性药物应进行溶出度检查；③对于经肠溶材料包衣的颗粒制成的口崩片应进行释放度检查；④冻干口崩片可不进行片剂脆碎度检查。

考点4★★★ 举例

1. 甲氧氯普胺口崩片 甲氧氯普胺为主药；甘露醇为填充剂；PVPP和MCC为崩解剂；硬脂酸镁为润滑剂；阿司帕坦为甜味剂。

2. 辛伐他汀口腔崩解片 辛伐他汀为主药；乳糖和甘露醇（兼有矫味作用）为填充剂；交联聚维酮（PVPP）为崩解剂；硬脂酸镁为润滑剂；微

粉硅胶为助流剂；橘子香精为芳香剂；阿司帕坦为甜味剂；2,6－二叔丁基对甲酚（BHT）为抗氧剂。

考点5★　临床应用和注意事项

①对儿童、老年人、卧床不起和严重伤残患者最适宜；②口崩片服用时不需用水或只需少量水，无需咀嚼；③口崩片适用于解热镇痛药、催眠镇静药、消化管运动改善药、胃酸分泌抑制药和抗过敏药等。

五、吸入制剂

考点1★　定义

原料药物溶解或分散于合适介质中，以蒸气或气溶胶形式给药至肺部发挥局部或全身作用的液体或固体制剂。

考点2★　分类

可转变成蒸气的制剂、供雾化器用的液体制剂、吸入气雾剂、吸入粉雾剂。

考点3★★　特点

1. 优点　吸收速度很快，几乎与静脉注射相当。

2. 常见问题　吸入药物的肺部沉积量远小于药物的标示量，没能达到预定疗效，甚至因吸入方法不当，增加了不良反应发生率。

考点4★ 附加剂

根据制剂类型，处方中可能含有抛射剂、稀释剂、潜溶剂、助溶剂、润湿剂、助流剂、矫味剂、防腐剂和稳定剂等。

考点5★ 质量要求

①可被吸入的气溶胶粒子应达一定比例；②多剂量吸入剂应进行释药剂量均一性检查；③生产中应进行泄漏检查；④定量吸入剂标签中应标明总揿（吸）次，每揿（吸）主药含量，临床最小推荐剂量的揿（吸）数；如有抑菌剂，应标明名称。

考点6★ 举例

溴化异丙托品气雾剂：本品为溶液型气雾剂；溴化异丙托品为主药；HFA－134a 为抛射剂；无水乙醇为潜溶剂；柠檬酸为 pH 调节剂；水可以降低药物因脱水引起的分解。

考点7★ 临床应用和注意事项

①对于雾化吸入给药，其使用方法方便无需患者特殊配合，但受仪器装置的影响，不易携带，多在家庭或医院使用；②干粉吸入剂不推荐 5 岁以下儿童或有严重肺功能障碍的患者使用。

第二节　缓、控释制剂

考点1★★★　概述

1. 定义　缓释制剂（非恒速释药，一级）；控释制剂（恒速释药，零级）。

2. 特点

（1）优点：①对于半衰期短的或需要频繁给药的药物，可以减少给药次数，方便使用，从而大大提高患者的服药顺应性，特别适用于需要长期服药的慢性病患者；②血药浓度平稳，避免或减小峰谷现象，有利于降低药物的毒副作用；③减少用药的总剂量，可用最小剂量达到最大药效；④包括眼用、鼻腔、耳道、阴道、直肠、口腔或牙用、透皮或皮下、肌内注射及皮下植入，使药物缓慢释放吸收，避免肝门系统的“首过效应”。

（2）不足：①在临床应用中对剂量调节的灵活性降低；②价格昂贵；③易产生体内药物的蓄积，对于首过效应大的药物如普萘洛尔等制成缓释、控释制剂时生物利用度可能比普通制剂低。

3. 分类

（1）按药物存在状态

1）骨架型：①骨架片：亲水性凝胶骨架片、蜡质类骨架片、不溶性骨架片；②缓释、控释颗粒（微囊）压制片；③胃内滞留片；④生物黏附片；⑤骨架型小丸。

2）贮库型：①微孔膜包衣片；②膜控释小片；③肠溶膜控释片；④膜控释小丸。

3）渗透泵型：①单室渗透泵片；②多室渗透泵片。

（2）按释药原理：溶出型、扩散型、溶蚀型、渗透泵型或离子交换型。

（3）按给药途径与方式：口服、透皮、植入、注射缓释、控释制剂等。

（4）按释药类型（口服缓释、控释制剂）：①定速释药系统；②定位释药系统：胃定位释药系统、小肠定位释药系统和结肠定位释药系统等；③定时释药系统，亦称脉冲释药系统：渗透泵脉冲释药系统、包衣脉冲释药系统和定时脉冲塞胶囊等。

考点2★★★　释药原理

1. 溶出　根据 Noyes - Whitney 方程，可采用制成溶解度小的盐或酯、与高分子化合物生成难溶性盐、控制粒子大小等方法和技术。

2. 扩散　利用扩散原理达到缓、控释作用的方法包括增加黏度以减小扩散速度、包衣、制微囊、不溶性骨架片、植入剂、乳剂等。

3. 溶蚀与扩散、溶出相结合　生物溶蚀型给药系统、药物与聚合物化学键合物、膨胀型控释骨架系统。

4. 渗透泵 利用渗透泵原理制成的控释制剂，能均匀恒速地释放药物；其释药速率不受胃肠道可变因素影响。

5. 离子交换作用 只有解离型的药物才适用于制备药树脂。

考点3★★★ 常用辅料

1. 包衣膜型缓释材料

（1）不溶性高分子材料：乙基纤维素（EC）、乙烯－醋酸乙烯共聚物等。

（2）肠溶性高分子材料：丙烯酸树脂L和S型、醋酸纤维素酞酸酯（CAP）、醋酸羟丙甲纤维素琥珀酸酯（HPMCAS）和羟丙甲纤维素酞酸酯（HPMCP）等。

2. 骨架型缓释材料

（1）生物溶蚀性骨架材料：动物脂肪、蜂蜡、巴西棕榈蜡、氢化植物油、硬脂醇、单硬脂酸甘油酯等。

（2）不溶性骨架材料：聚甲基丙烯酸酯（Eudragit RS，Eudragit RL）、乙基纤维素（EC）、聚乙烯、无毒聚氯乙烯、乙烯－醋酸乙烯共聚物、硅橡胶等。

（3）亲水性凝胶骨架材料：羧甲基纤维素钠（CMC－Na）、甲基纤维素（MC）、羟丙甲纤维素

(HPMC)、聚维酮（PVP)、卡波姆、海藻酸盐、脱乙酰壳多糖（壳聚糖）等。

3. 增稠剂 水溶性高分子材料，如明胶、PVP、CMC－Na、PVA、右旋糖酐等。

考点4★★ 剂型

1. 骨架片

(1) 亲水凝胶骨架片：骨架材料遇水后形成凝胶，最后可完全溶解，药物全部释放。

(2) 蜡质性骨架片：由可溶蚀的蜡质材料制成，通过孔道扩散与溶蚀控制释放。

(3) 不溶性骨架片：消化液渗入骨架内、溶解药物、药物自骨架孔道扩散释放。

(4) 骨架小丸：采用骨架材料和药物混合，加入其他赋形剂、调节释药速率的辅料，经适当方法制成光滑圆整、硬度适当、大小均一的骨架型小丸。

2. 膜控型片

(1) 微孔膜包衣片：采用胃肠道中不溶解的聚合物，如醋酸纤维素、乙基纤维素、聚丙烯酸树脂等作为衣膜材料，在其包衣液中加入少量水溶性物质作为致孔剂，对普通片剂进行包衣即成微孔膜包衣片。

(2) 膜控释小片：将药物与辅料按常规方法制粒，压制成小片，其直径约为3mm，用缓释膜包衣后装入硬胶囊使用。

（3）肠溶膜控释片：将药物压制成片芯，外包肠溶衣，再包上含药的糖衣层而得。

（4）膜控释小丸：由丸芯与控释薄膜衣两部分组成；丸芯含药物、稀释剂、黏合剂等辅料；包衣膜有亲水性包膜衣、不溶性包膜衣、微孔膜和肠溶衣。

3. 渗透泵型控释片

（1）分类：有单室和双室渗透泵片；双室渗透泵片适于制备水溶性过大或难溶于水药物的渗透泵片。

（2）组成：由药物、半透膜材料、渗透压活性物质和推动剂等组成，还可加入助悬剂、黏合剂、润滑剂、润湿剂等。

（3）组成材料：①半透膜材料：常用的有醋酸纤维素、乙基纤维素等；②渗透压活性物质：用于调节药室内渗透压，主要有无机酸盐类、有机酸盐类、碳水化合物类、水溶性氨基酸类，常用乳糖、果糖、葡萄糖、甘露糖的不同混合物；③推动剂（亦称促渗透聚合物或助渗剂）：能吸水膨胀，产生推动力，将药物层的药物推出释药小孔，常用有分子量为 3 万 ~ 500 万的聚羟甲基丙烯酸烷基酯，分子量为 1 万 ~ 36 万的 PVP 等。

考点 5★　质量要求

主要包括体外释放（溶出）、药物的体内动

力学和临床试验等。

考点6★★ 举例

1. 卡托普利亲水凝胶骨架片 卡托普利（主药）；HPMC（亲水凝胶骨架材料）；乳糖（稀释剂）；硬脂酸镁（润滑剂）。

2. 茶碱微孔膜缓释小片 茶碱（主药）；5% CMC 浆液（黏合剂）；硬脂酸镁（润滑剂）；乙基纤维素、Eudragit RL100、Eudragit RS100（包衣材料）；聚山梨酯 20（致孔剂）。

3. 硝苯地平渗透泵片 ①药物层：硝苯地平（主药）；氯化钾（渗透压活性物质）；聚环氧乙烷（助推剂）；HPMC（黏合剂）；②助推层：聚环氧乙烷（助推剂）；氯化钠（渗透压活性物质）；硬脂酸镁（润滑剂）；③包衣液：醋酸纤维素（包衣材料）；PEG 4000（致孔剂）；三氯甲烷、甲醇（溶剂）。

考点7★ 临床应用和注意事项

①服用方法：不要压碎或咀嚼；服药间隔时间为 12 或 24 小时；②用药剂量：遵医嘱；③不适合应用于急救，使用过程要注意可能发生的药物突然释放；④缓释、控释制剂要整个吞服。

第三节　经皮给药制剂

考点1★★　概述

1. 定义　经皮给药制剂，又称为透皮给药系统或透皮治疗系统（transdermal drug delivery systems，简称TDDS或TTS）系指药物由皮肤吸收进入全身血液循环并达到有效血药浓度，实现疾病治疗或预防的一类制剂。

2. 特点

（1）优点：①避免肝脏的首过效应、胃肠道对药物的降解及副作用；②减少给药次数；③避免口服给药的峰谷现象，降低毒副作用；④使用方便，可随时给药或中断给药，适用于婴儿、老人和不宜口服的患者。

（2）局限性：①由于皮肤的屏障作用，药物仅限于强效类；②可能会对皮肤产生刺激性和过敏性；③存在皮肤的代谢与储库作用。

3. 基本结构　背衬层、药物贮库层、控释膜、胶黏膜、保护膜。

4. 类型　①按结构：储库型、骨架型；②按基质：贴剂、凝胶膏剂（巴布剂）；贴剂又分为黏胶分散型、周边黏胶骨架型、储库型。

5. 经皮吸收途径　①表皮途径；②皮肤附属

器途径。

考点2★★ 常用材料

1. 控释膜材料 ①均质膜材料（EVA）；②微孔膜材料（醋酸纤维素）。

2. 骨架材料 ①聚合物骨架材料（PVA、聚硅氧烷）；②微孔材料（醋酸纤维素）。

3. 压敏胶（PSA） 在轻微的压力下即可实现粘贴同时又容易剥离的一类胶黏材料；常用的压敏胶有聚异丁烯（PIB）类、丙烯酸类和硅橡胶压敏胶三类。

4. 背衬材料 常用多层复合铝箔，还有PET、高密度PE、聚苯乙烯等。

5. 防黏材料 常用的防黏材料有聚乙烯、聚苯乙烯、聚丙烯、聚碳酸酯、聚四氟乙烯等。

6. 药库材料 单一或多种材料配制的软膏、水凝胶或溶液，如卡波姆、HPMC、PVA等。

考点3★ 质量要求

①外观；②残留溶剂含量测定；③黏附力测定（通常压敏胶与皮肤作用的黏附力可用三个指标来衡量，即初黏力、持黏力及剥离强度）；④释放度测定；⑤含量均匀度测定。

第四节　靶向制剂

考点1★★　概述

1. 特点与分类　①特点：定位浓集、控制释药、无毒、可生物降解；②分类：被动、主动、物理化学。

2. 靶向性评价　衡量药物制剂靶向性的参数有相对摄取率（r_e）、靶向效率（t_e）、峰浓度比（C_e）。

考点2★★★　被动靶向制剂——脂质体

1. 组成　脂质双分子层，又称类脂小球、液晶微囊。

2. 特点　靶向性和淋巴定向性、缓释和长效性、组织相容性与细胞亲和性、降低药物毒性、提高药物稳定性。

3. 重要理化性质　相变温度、荷电性。

4. 材料　磷脂和胆固醇（流动性缓冲剂、双向调节）。

5. 作用机制　吸附、脂交换、内吞、融合。

6. 质量检查项目　形态、粒径及其分布、包封率（＞80%）、载药量、突释效应、渗漏率、靶向评价、氧化程度。

7. 应用（多种药物载体）和存在的问题　靶

向性、稳定性。

8. 给药途径 广泛。

9. 举例

（1）盐酸柔红霉素脂质体浓缩液：柔红霉素为主药；二硬脂酰磷脂酰胆碱（DSPC）、胆固醇（Chol）为脂质体成膜材料；柠檬酸为脂质体膜水合材料；蔗糖、甘氨酸、$CaCl_2$ 为脂质体膜稳定剂；HCl 或 NaOH 水溶液为 pH 调节剂。

（2）两性霉素 B 脂质体冻干制品：两性霉素 B 为主药；氢化大豆卵磷脂（HSPC）、胆固醇（Chol）为脂质体成膜材料；α－维生素 E 为抗氧剂；蔗糖为脂质体膜稳定剂；六水琥珀酸二钠为缓冲剂。

考点3★★ 被动靶向制剂——微球

1. 定义 微球系指药物溶解或分散在高分子材料基质中形成的微小球状实体，亦即基质型骨架微粒；粒径通常在 1～500μm。

2. 特点 缓释性、靶向性、降低毒副作用。

3. 分类 普通注射微球、栓塞性微球、磁性微球、生物靶向性微球。

4. 质量要求 粒子大小与粒度分布、载药量、有机溶剂残留检查、体外释放度。

5. 载体材料 天然聚合物，如淀粉、白蛋白、明胶等；合成聚合物，如聚乳酸（PLA）、聚丙交酯、聚乳酸－羟乙酸（PLGA）、聚丙交酯乙交酯（PLCG）、聚己内酯、聚羟丁酸等。

6. 药物分散状态　溶解在微球内；以结晶状态镶嵌在微球内；吸附或镶嵌在微球表面。

7. 微球的用途　抗肿瘤药物载体、多肽载体、疫苗载体、局部麻醉药实现长效缓释。

8. 存在的问题　微球载药量有限；载体材料和药物本身性质，以及制备工艺会影响微球质量；微球产业化问题。

9. 举例

注射用利培酮微球：利培酮（主药）；PLGA（生物可降解载体材料）。

考点 4★★　被动靶向制剂——微囊

1. 特点　①使药物浓集于靶区；②减少药物的配伍变化。

2. 常用囊材　①天然高分子囊材：明胶、阿拉伯胶、海藻酸盐、壳聚糖、蛋白质类。②半合成高分子囊材：羧甲基纤维素盐、醋酸纤维素酞酸酯（CAP）、EC、MC。③合成高分子囊材：聚碳酯、聚氨基酸、聚乳酸（PLA）、丙交酯乙交酯共聚物（PLGA）。

3. 微囊中药物的释放机制及影响因素　扩散、破裂或溶解、消化降解。

4. 质量评价　囊形、粒径、含量、载药量、包封率、释药速率。

5. 举例

吲哚美辛微囊：吲哚美辛为主药；明胶、阿拉伯胶为天然高分子囊材；10%醋酸溶液为凝聚剂；37%甲醛溶液为固化剂。

考点5★★ 主动靶向制剂

1. 修饰载体 修饰性脂质体（长循环脂质体、免疫脂质体、糖基修饰的脂质体）、修饰的纳米乳、修饰的微球和修饰的纳米粒。

2. 前体药物 肝靶向、脑靶向、肿瘤靶向与其他靶向前体药物。

考点6★★ 物理化学靶向制剂

磁性靶向制剂、栓塞性制剂、热敏感靶向制剂与pH敏感靶向制剂。

考点7★ 其他靶向制剂

结肠靶向药物制剂（酶控制型、pH敏感型、时滞型和压力依赖型）。

第六章　生物药剂学

第一节　概　述

考点1★★　生物药剂学的研究内容

1. 定义　生物药剂学是研究药物及其制剂在体内的吸收、分布、代谢与排泄过程，阐明药物的剂型因素及机体生物因素和药物疗效之间相互关系的科学。

2. 生物药剂学中的剂型因素　物理化学因素、制剂处方、制备工艺。

3. 生物药剂学中的生物因素　种族、性别、年龄、遗传、生理及病理。

4. 药物在体内的过程　吸收、分布、代谢和排泄。转运：吸收、分布和排泄；处置：分布、代谢和排泄；消除：代谢和排泄。

考点2★★★　药物的跨膜转运

1. 生物膜的结构、生物膜的性质　流动性、结构的不对称性、半透性。

2. 被动转运（被动扩散、单纯扩散）　①由高浓度区向低浓度区转运，转运速度与膜两侧的浓度差成正比；②转运过程不需要载体，也不消耗能量；③膜对通过的物质无特殊选择性，无饱和现象和竞争抑制现象；被动扩散途径（溶解扩散，即类脂途径；限制扩散，即微孔途径）。

3. 主动转运 ①逆浓度梯度转运；②需要消耗机体能量，主要由细胞代谢产生的ATP提供；③主动转运药物的吸收速度与载体数量有关，可出现饱和现象；④可与结构类似的物质发生竞争现象；⑤受代谢抑制剂的影响；⑥具有结构特异性及部位特异性。

4. 促进扩散（中介转运、易化扩散） ①有饱和现象，扩散速度符合米氏动力学方程；②对转运物质有结构特异性要求，可被结构类似物竞争性抑制；③不消耗能量，顺浓度梯度转运，转运的速率大大超过被动扩散。

5. 膜动转运 胞饮、吞噬和胞吐。

第二节 药物的胃肠道吸收

考点1★ 胃肠道的结构与功能

①胃：被动转运；②小肠：被动转运、主动转运，吸收的主要场所；③大肠：被动转运，吞噬、胞饮。

考点2★★ 影响药物吸收的生理因素

①胃肠液的成分与性质；②胃排空与胃肠道

蠕动；③循环系统的循环途径与血流量；④食物；⑤胃肠道代谢；⑥疾病。

考点3★★★ 影响药物吸收的剂型因素

1. 药物理化性质对吸收的影响 ①药物的解离度与脂溶性：pH 分配假说、Henderson – Hasselbalch 缓冲方程式、里宾斯基五规则（Lipinski’s rule of five）；②药物的溶出速度；③药物在胃肠道中的稳定性。

2. 剂型与制剂因素对药物吸收的影响 ①药物剂型对吸收的影响：溶液剂 > 混悬剂 > 散剂 > 胶囊剂 > 片剂 > 包衣片剂；②药物处方对吸收的影响：液体制剂（增黏剂、络合物与络合作用、吸附剂与吸附作用、表面活性剂等）、固体制剂（颗粒大小、辅料、包衣、制备工艺等）。

考点4★★★ 生物药剂学分类系统与制剂设计

Ⅰ型药物：溶解度和渗透性均较大；易于制成口服制剂。

Ⅱ型药物：溶解度低，渗透性大；增加药物溶解度或溶出速度。

Ⅲ型药物：溶解度大，渗透性小；增加药物脂溶性，选用促渗剂或合适的微粒给药系统。

Ⅳ型药物：溶解度和渗透性均较低；微粒给药系统靶向给药，或制成前药。

第三节 药物的非胃肠道吸收

考点1★★★ 注射给药

1. 注射途径与吸收的关系 ①静脉注射药物直接进入血液循环，无吸收过程，生物利用度为100%；②肌内注射有吸收过程，药物经结缔组织扩散，再由毛细血管和淋巴吸收进入血液循环；容量一般为2～5mL；③药物皮下注射的吸收较肌内注射慢，用于长效制剂；④皮内注射用于诊断与过敏试验，注射量<0.2mL；⑤动脉内注射将药物或诊断药直接输入靶组织或器官，如抗肿瘤药经动脉作区域性滴注，用于肿瘤治疗，可提高疗效和降低毒性。

2. 影响药物吸收的因素 注射部位的生理因素、药物理化性质、制剂处方组成等。

3. 释药速率排序 水溶液>水混悬液>油溶液>O/W型乳剂>W/O型乳剂>油混悬液。

考点2★ 吸入给药

1. 肺部吸收的特点 药物吸收后直接进入血液循环，不受首过效应影响。

2. 影响药物肺部吸收的因素 生理因素、药物理化性质、制剂因素等。

考点3★ 鼻腔给药

1. 鼻黏膜给药的特点 有利于吸收、可避开首过效应、某些药物可与静脉注射相当、用药方便易行。

2. 影响药物鼻黏膜吸收的因素 生理因素、剂型因素等。

考点4★ 口腔黏膜给药

1. 口腔黏膜给药的特点 可避开首过效应、可发挥局部治疗作用或全身治疗作用。

2. 影响药物口腔黏膜吸收的因素 生理因素、药物理化性质、制剂处方组成等。

考点5★ 眼部给药

1. 眼部给药的特点 主要用于发挥局部治疗作用。

2. 眼部药物吸收途径 角膜渗透、结膜渗透。

3. 影响药物眼部吸收的因素 角膜渗透、制剂角膜前流失、药物理化性质、制剂的 pH 和渗透压等。

考点6★ 皮肤给药

1. 皮肤给药的特点 大部分药物经皮渗透速度很小，只能起到皮肤局部的治疗作用。

2. 皮肤的结构与生理 表皮、真皮和皮下组织。

3. 药物吸收途径 表皮、附属器。

4. 影响药物皮肤吸收的因素 生理因素、剂型因素等。

第四节 药物的分布、代谢和排泄

考点1★★ 分布

1. 表观分布容积。

2. 影响分布的因素 ①体内循环与血管透过性；②血浆蛋白结合力（可逆过程，有饱和现象；不能透过血管壁向组织转运，不经肝脏代谢，不能由肾小球滤过）；③组织结合与蓄积（可逆，动态平衡）。

3. 淋巴系统转运。

4. 血脑屏障 弱碱性药物容易向脑脊液转运。

5. 胎盘屏障。

考点2★★ 代谢

1. 部位 肝。

2. 反应类型 一相、二相。

3. 影响因素 给药途径、剂量、剂型、光学异构现象、酶抑制和酶诱导、基因多态性、生理因素。

考点3★★ 排泄

1. 肾排泄 肾小球滤过、肾小管重吸收、肾小管分泌。

2. 影响肾排泄的因素 血浆蛋白结合率、尿量及 pH、合并用药、药物性质、肾脏疾病。

3. 胆汁排泄和肠肝循环。

第七章　药效学

第一节　药物的基本作用

考点1★★　药物的作用

1. 药效学　是研究药物对机体的作用和作用机制，以及药物剂量与效应之间关系的科学。

2. 药物作用　是指药物与机体生物大分子相互作用所引起的初始作用，是动因。一般分为局部作用和全身作用。如去甲肾上腺素与血管平滑肌细胞的α受体结合。

3. 药理效应　是机体反应的具体表现，是继发于药物作用的结果。如去甲肾上腺素引起的血管收缩、血压上升。

考点2★★　药理效应的两种基本类型

1. 兴奋　使机体器官功能增强。如咖啡因兴奋中枢神经；肾上腺素引起心肌收缩力加强、心率加快、血压升高；去甲肾上腺素可直接收缩血管，使血压升高。

2. 抑制　使机体器官功能减弱。如阿司匹林退热；苯二氮䓬类药物镇静、催眠；去甲肾上腺素可以反射性地引起心率减慢。

考点3★★　药物作用的选择性

①药物作用的选择性有高低之分，选择性差的药物作用广泛，可影响机体多种功能。

②药物对受体作用的特异性与药理效应的选择性不一定平行，临床上用药一般应尽可能选用选择性高的药物，但效应广泛的药物在复杂病因或诊断未明时也有好处。

③药物的选择性一般是相对的，有时与药物的剂量有关。

④药物作用的选择性是药物分类和临床应用的基础。

考点4★★★　药物的治疗作用

1. 治疗作用　是指患者用药后所引起的符合用药目的的达到防治疾病的作用。分为对因治疗和对症治疗。

2. 对因治疗　用药后能消除原发致病因子，治愈疾病的药物治疗。如：①使用抗生素杀灭病原微生物，达到控制感染性疾病；②铁制剂治疗缺铁性贫血；③补充体内营养或代谢物质不足。

3. 对症治疗　用药后能改善患者疾病的症状。如：①应用解热镇痛药降低高热患者的体温，缓解疼痛；②硝酸甘油缓解心绞痛；③抗高血压药降低患者过高的血压。

第二节　药物的剂量与效应关系

考点1★★★　量效关系与量－效曲线

1. 量效关系　是指在一定剂量范围内，药物的剂量（或浓度）增加或减少时，其效应随之增强或减弱，两者间有相关性。

2. 量－效曲线或浓度－效应曲线　是以药理效应强度为纵坐标，药物的剂量或浓度为横坐标作图，得到直方双曲线。如将药物浓度或剂量改用对数值作图，则呈现典型的S形曲线，即量－效曲线。

考点2★★★　量反应与质反应

1. 量反应　药理效应的强弱呈连续性量的变化，可用数或量或最大反应的百分率表示。如血压、心率、尿量、血糖浓度等，研究对象为单一的生物个体。

2. 质反应　药理效应表现出反应性质的变化，一般以阳性或阴性、全或无的方式表示。如存活与死亡、惊厥与不惊厥、睡眠与否等，研究对象为一个群体。

考点3★★★ 药理学的基本概念

1. 斜率 斜率大的药物，药量微小的变化，即可引起效应的明显改变；反之亦然。斜率大小在一定程度上反映了临床用药的剂量安全范围。

2. 最小有效量（有效浓度） 引起药理效应的最小药量（最低药物浓度），即阈剂量（阈浓度）。

3. 效能（最大效应） 指在一定范围内，增加药物剂量或浓度，所能达到的最大效应。反映药物的内在活性。在质反应中阳性率达100%。

4. 效价强度 指作用性质相同的药物能引起等效反应（一般50%效应量）的相对剂量或浓度，其值越小则强度越大。

5. 半数有效量（ED_{50}） 指引起50%阳性反应（质反应）或50%最大效应（量反应）的浓度或剂量，分别用半数有效量（ED_{50}）及半数有效浓度（EC_{50}）表示。

6. 半数致死量（LD_{50}） 引起半数动物死亡的剂量。

7. 治疗指数 以药物LD_{50}与ED_{50}的比值，即LD_{50}/ED_{50}表示药物的安全性，此数值越大越安全。药物的安全性一般与其LD_{50}的大小成正比，与ED_{50}成反比。

8. 安全范围 指ED_{95}和LD_5之间的距离，是较好的药物安全指标，其值越大越安全。

第三节 药物的作用机制与受体

考点1★★★ 药物的作用机制

1. 作用于受体 ①胰岛素激活胰岛素受体；②肾上腺素激活 α、β 受体；③阿托品阻断 M 胆碱受体。

2. 影响酶的活性 依那普利抑制血管紧张素转化酶（ACE）；地高辛抑制 Na^+，K^+-ATP 酶；阿司匹林抑制环氧酶（COX）；碘解磷定使胆碱酯酶复活；尿激酶激活血浆纤溶酶原；氯霉素抑制肝药酶；苯巴比妥诱导肝药酶；有些药物本身就是酶，如胰蛋白酶、胃蛋白酶等。

3. 影响细胞膜离子通道 局麻药利多卡因抑制 Na^+ 通道；阿米洛利阻滞肾小管 Na^+ 通道；硝苯地平阻滞 Ca^{2+} 通道；米诺地尔激活 K^+ 通道等。

4. 干扰核酸代谢 磺胺类抗菌药、氟尿嘧啶、齐多夫定、喹诺酮类等。

5. 补充体内物质 胰岛素治疗糖尿病、铁剂治疗缺铁性贫血。

6. 改变细胞周围环境的理化性质 口服三硅酸镁、氢氧化铝等抗酸药中和胃酸；静脉注射甘露醇产生高渗透压而利尿；渗透性泻药硫酸镁和血容量扩张剂右旋糖酐通过局部形成渗透压产生相应的效应。

7. 影响生理活性物质及其转运体 噻嗪类利尿药抑制肾小管 $Na^{+}-Cl^{-}$ 转运体。丙磺舒竞争性抑制肾小管对弱酸性代谢物的转运体，抑制原尿中尿酸再吸收，可用于痛风的治疗。

8. 影响机体免疫功能 免疫调节药（左旋咪唑）、免疫抑制药（环孢素）、丙种球蛋白、疫苗。

9. 非特异性作用 消毒防腐药只能用于体外杀菌或防腐；利用自身酸碱性，产生中和反应或调节血液酸碱平衡，如碳酸氢钠、氯化铵等；补充机体缺乏的物质，如维生素、多种微量元素。

考点2★ 受体的概念

1. 受体 是一类介导细胞信号转导功能的大分子蛋白质，能识别周围环境中的某些微量化学物质，首先与之结合，并通过中介的信息放大系统，触发后续的药理效应或生理反应。

2. 配体 能与受体特异性结合的物质，分为内源性配体（如神经递质、激素、自身活性物质等）和外源性配体（药物等）。配体充当第一信使的角色。

考点3★★★ 受体的主要性质

1. 饱和性 受体数量是有限的，在药物的作用上反映为最大效应。当药物达到一定浓度后，其效应不会随其浓度增加而继续增加。

2. 特异性 受体对它的配体有高度识别能力，对配体的化学结构与立体结构具有很高的专一性，特定的受体只能与其特定的配体结合，产生特定的生理效应。同一化合物的不同光学异构体与受体的亲和力相差很大。

3. 可逆性 绝大多数配体与受体结合是通过分子间的吸引力如离子键、范德华力、氢键，是可逆的。少数是通过共价键结合，难以逆转。

4. 灵敏性 只要很低浓度的配体就能与受体结合而产生显著的效应。例如极低浓度的乙酰胆碱溶液就能对蛙心产生明显的抑制作用。

5. 多样性 同一受体可广泛分布于不同组织或同一组织不同区域，受体密度不同。受体多样性是受体亚型分类的基础。

考点4★ 药物与受体相互作用学说

1. 占领学说 药物的效应不仅与被占领受体的数量成正比，也与药物－受体之间的亲和力和药物的内在活性相关。

2. 速率学说 药物的作用取决于药物与受体结合及分离速率。

3. 二态模型学说 受体构型存在活化态和失活状态，两者可以相互转化，处于动态平衡（激动药与活化状态受体亲和力大，拮抗剂与失活状态受体亲和力大）。

考点5★★　受体的类型

G蛋白偶联受体	M胆碱受体、肾上腺素受体、多巴胺受体、5-HT受体、前列腺素受体
配体门控的离子通道受体	N胆碱受体、兴奋性氨基酸（谷氨酸、精氨酸）受体、γ-氨基丁酸（GABA）受体
酶活性受体	主要有酪氨酸激酶受体（如胰岛素受体和表皮生长因子受体）和非酪氨酸激酶受体（如生长激素受体和干扰素受体）
细胞核激素受体	肾上腺皮质激素、甲状腺激素、维A酸、维生素A、维生素D等在细胞核上有相应的受体

考点6★★★　受体作用的信号转导

第一信使	多肽类激素、神经递质、细胞因子及药物等细胞外信使物质
第二信使	①环磷酸腺苷（cAMP）（最早发现）；②环磷酸鸟苷（cGMP）；③二酰基甘油（DG）和三磷酸肌醇（IP_3）；④钙离子（Ca^{2+}）；⑤廿碳烯酸类；⑥一氧化氮（NO）（NO具有第一信使和第二信使特征）
第三信使	包括生长因子、转化因子等。它们的传导蛋白以及某些癌基因产物，参与基因调控、细胞增殖和分化以及肿瘤的形成等过程

考点7★★★　药物与受体相互作用的动力学

解离常数（K_D）	表示 D 与 R 的亲和力，即引起最大效应一半时的药物剂量或浓度。K_D 越大，则亲和力越小，二者成反比。
亲和力指数（pD_2）	反映激动药与 R 的亲和力，$pD_2 = -\lg K_D$。其数值与亲和力成正比。
内在活性（α）	药物与受体结合产生效应不仅要有亲和力，还要有内在活性，用α表示，0≤α≤100%。两药亲和力相等时，其效应取决于内在活性强弱；当内在活性相等时，则取决于亲和力大小（见图7－1）
拮抗参数（pA_2）	pA_2 值的大小反映竞争性拮抗药对其激动药的拮抗强度。药物的 pA_2 值越大，其拮抗作用越强

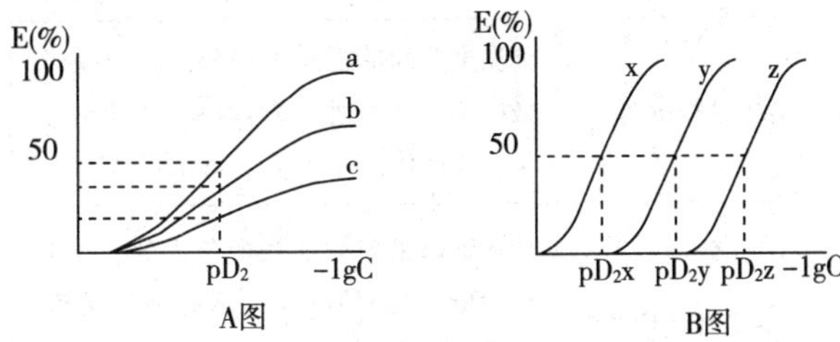

A图：a、b、c内在活性（E_{max}）不等，但三药和受体的亲和力（pD_2）相等

B图：x、y、z内在活性（E_{max}）相等，但三药和受体的亲和力（pD_2）不等

图7－1　药物与受体的亲和力及内在活性对量效曲线的影响

考点8★★★ 激动药

激动药	与受体既有亲和力又有内在活性的药物
完全激动药	内在活性为1，即 $\alpha = 100\%$；如吗啡
部分激动药	内在活性在0～1，$\alpha < 100\%$；如喷他佐辛小剂量产生激动，大剂量产生拮抗
反向激动药	对失活态的受体亲和力大于活化态，药物与受体结合后引起与激动药相反的效应；如苯二氮䓬类

考点9★★★ 拮抗药

拮抗药	只有亲和力，无内在活性（$\alpha = 0$），可对抗激动药的激动作用；如纳洛酮为阿片受体拮抗药，普萘洛尔是β肾上腺素受体拮抗药
竞争性拮抗药	使激动药的量效曲线平行右移，但最大效应不变（可通过增加激动药来争夺受体，与受体结合可逆）；如阿托品
非竞争性拮抗药	使激动药的量效曲线的最大效应下降（增加激动药的浓度也不能争夺受体，与受体形成比较牢固的结合，不可逆）（见图7－2）

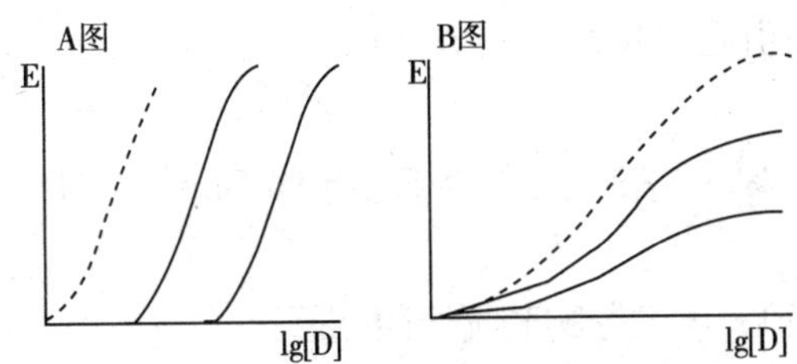

注：图中虚线表示单用时激动药的量效关系曲线；
实线表示在拮抗药存在时激动药的量效关系曲线
E：效应强度；D：药物浓度

图7－2　竞争性拮抗药（A图）和非竞争性拮抗药（B图）的量效关系曲线

考点10★★　受体的调节

1. 受体脱敏　在长期使用一种激动药后，组织或细胞的受体对激动药的敏感性和反应性下降的现象。如临床长期应用异丙肾上腺素治疗哮喘，可以引起异丙肾上腺素疗效逐渐变弱。

2. 同源脱敏　只对一种类型受体激动药的反应下降，而对其他类型受体激动药的反应性不变。

3. 异源脱敏　受体对一种类型激动药脱敏，而对其他类型受体的激动药也不敏感。如β肾上腺素受体，可被甲状腺激素、糖皮质激素、性激素调节等。

4. 受体增敏　因长期应用拮抗药或激动药水平降低，造成受体数量或敏感性提高。例如应用普萘洛尔时突然停药可以由于β受体的敏感性增高而引起“反跳”现象。

第四节 影响药物作用的因素

考点1★★ 影响药物作用的因素

1. 药物因素 药物的性质、质量、特性、给药剂量、给药途径、给药时间、疗程，甚至合并用药与药物相互作用等。

2. 机体因素 患者年龄、性别、种族、患者病理、精神状况及遗传因素等。

考点2★★ 药物方面的因素

1. 药物理化性质 如青霉素在水溶液中极不稳定；乙醚易挥发；维生素C、硝酸甘油易氧化；肾上腺素、去甲肾上腺素、硝普钠、硝苯地平易光解等。

2. 药物的剂量 ①在一定范围内，随着给药剂量的增加，药物作用逐渐增强；超量者产生严重的不良反应，甚至中毒。临床一般采用常用剂量。②同一药物在不同剂量时，作用强度不同，用途也不同。③同一药物剂量大小和药物不良反应密切相关，例如西地那非引起“蓝视”。④不同个体对同一药物的反应性存在差异，如普萘洛尔。⑤对安全性较大的药物临床上可采取首次给予负荷剂量的方法，称为首次剂量加倍，如某些抗生素和磺胺类药物。

3. 给药时间及方法 饭前用药吸收好、作用快，如促消化药、胃黏膜保护药、降血糖药等，胰岛素宜饭前注射；饭后用药吸收较差、作用慢，但有利于维生素 B_2、螺内酯、苯妥英钠等的吸收，也可减少阿司匹林、硫酸亚铁、抗酸药等对胃肠道黏膜的刺激和损伤；催眠药宜在睡前服用；肠溶、缓释、控释制剂整片吞服。

4. 疗程 对 $t_{1/2}$ 短的药物，给药次数应相应增加；肝、肾功能减低时，应适当减少给药次数以防止蓄积中毒；对于消除慢或毒性大的药物应规定每日的用量和疗程。

【耐受性】指机体连续多次用药后，其反应性会逐渐降低，需要加大药物剂量才能维持原有疗效。

【快速耐受性】指有少数药物在短时间内，应用几次后很快产生耐受，如麻黄碱。

【交叉耐受性】指化学结构类似或作用机制相同的药物之间，机体对某药产生耐受性后，又对另一药物的敏感性也降低，如乙醇和巴比妥类。

【耐药性或抗药性】是病原微生物对抗菌药物的敏感性降低、甚至消失。

【多药耐药】指由一种药物诱发，而同时对其他多种结构和作用机制完全不同的药物产生交叉耐药，致使化疗失败。

【药物依赖性】指某些药物，连续用药后，可使机体对药物产生生理的或心理的或兼而有之的一种依赖和需求。典型的是阿片类、可卡因、大麻及某些精神药物。依赖性可分为精神依赖性又称心理依赖性（成瘾）和身体依赖性又称生理依赖性（会出现戒断综合征）。

5. 药物剂型和给药途径 同种药物的不同剂型对药效的发挥有影响；不同厂家生产的同种药物制剂，药物的吸收情况和药效情况也有差别。因此，为保证药物吸收和药效发挥的一致性，需要用生物等效性作为比较的标准对上述药物制剂予以评价。给药途径不同，可影响药物的吸收速率和吸收程度；血药浓度不同，药物的分布、消除也可能不同，甚至改变作用的性质。给药途径不同，药物的作用也不同。如硫酸镁静注镇静，口服导泄；利多卡因静注抗心律失常，硬脊膜外注射产生阻滞麻醉作用。

6. 药物相互作用 广义上是指联合用药时，所发生的疗效增减或产生不良反应。

考点3★★　给药途径

给药途径	特点及实例
消化道给药	①口服给药：最常用；受胃内容物影响而延缓或减少吸收，可发生首过效应
	②口腔给药：可避免首过效应，如硝酸甘油片舌下给药缓解心绞痛急性发作
	③直肠给药：可避免胃肠道刺激及药物被破坏
注射给药	①肌内注射：吸收较完全，生效迅速
	②皮下注射：注射容量有限制，如肾上腺素皮下注射抢救青霉素过敏性休克
	③静脉注射或静脉滴注：全部药物直接进入血液而迅速生效，适用于急、重症患者的治疗；对剂量、配伍禁忌和给药速度有较严格的规定
	④椎管内给药：药物注入脑脊液中产生局部作用，如椎管麻醉（腰麻）、某些抗生素等
呼吸道给药	某些挥发性或气雾性药物常用，可迅速生效，但对呼吸道有刺激性，如全身麻醉药、沙丁胺醇气雾剂
皮肤黏膜给药	施放于皮肤、黏膜局部发挥局部或全身疗效，但起效慢，如滴眼剂、滴鼻剂、硝酸甘油贴膜剂

各种给药途径产生效应由快到慢的顺序一般为：静脉注射＞吸入给药＞肌内注射＞皮下注射＞直肠给药＞口服给药＞贴皮给药。

考点4★★★ 机体方面的因素

<table>
<tr><th colspan="2">机体影响因素</th><th colspan="2">性质</th></tr>
<tr><td rowspan="4">生理因素</td><td rowspan="2">年龄</td><td>儿童（<14岁）</td><td>①对中枢药敏感：吗啡（呼吸抑制）、氨基糖苷（耳毒性）
②肝、肾发育不全：氯霉素（灰婴综合征）
③水盐调节能力差：解热药（脱水）、利尿药（水盐代谢紊乱）
④影响骨骼、牙齿：四环素类、喹诺酮类
⑤内分泌系统容易紊乱：肥胖儿童血中胰岛素含量高</td></tr>
<tr><td>老人（>60岁）</td><td>老年人对药物的代偿和排泄功能降低，耐受性差，药量一般低于成年人</td></tr>
<tr><td>体重与体型</td><td colspan="2">比较科学的给药剂量应以体表面积为计算依据，它既考虑了体重因素又考虑了体型因素</td></tr>
<tr><td>性别</td><td colspan="2">女性在用药时应考虑“四期”对药物作用的反应，即月经期、妊娠期、分娩期和哺乳期</td></tr>
<tr><td rowspan="2">精神因素</td><td>精神状态</td><td colspan="2">如精神振奋和情绪激动时可影响降压药、镇静催眠药的效果；精神萎靡和情绪低落可影响抗肿瘤药、抗菌药的治疗效果</td></tr>
<tr><td>心理活动</td><td colspan="2">①外界环境各种因素以及医生和护士的语言、工作经验等影响药物的治疗效果；②主要发生在慢性病、精神和心理障碍性疾病及较轻的疾病中；③与患者心理承受能力有关；④先入为主的特点；⑤从众心理。故临床新药试验研究常采用安慰剂对照试验法以排除精神因素对药物效应的影响</td></tr>
</table>

续表

机体影响因素		性质
疾病因素	心脏疾病	心衰时药物的吸收、分布、消除速率均下降（如普鲁卡因胺）
	肝脏疾病	肝功能严重不足时，经肝脏代谢活化的药物如可的松、泼尼松等作用减弱，首选无需肝活化的药物（如氢化可的松、卡托普利）
	肾脏疾病	肾功能不全时，内源性有机酸类物质蓄积，能干扰弱酸类药物经肾排泄
	胃肠疾病	腹泻常使药物吸收减少，便秘使药物吸收增加
	营养不良	血浆蛋白含量下降，可使血中游离药物浓度增加，而引起药物效应增加
	酸碱平衡失调	酸碱平衡失调主要影响药物在体内的分布
	电解质紊乱	钠、钾、钙、氯等电解质在细胞内、外液的浓度改变，可影响药物的效应。如缺钾时使用洋地黄类药物易引起心律失常；钾离子可协助胰岛素起效
	发热	解热镇痛药仅使发热体温下降；氯丙嗪则同时降低发热者和正常人体温

续表

机体影响因素		性质
遗传因素	种属差异	新药试验趋向于采用“专家式”的动物，如变态反应试验选用豚鼠；呕吐试验选用狗、猫和鸽；解热发热和热原检查用家兔；抗高血压药试验常用大鼠、兔；抗动脉粥样硬化药的实验选用兔和鹌鹑。千万不能将动物剂量直接用于人
	种族差异	乙酰化代谢中国人和日本人快，白种人慢（异烟肼、普鲁卡因胺）；不同人种对药物的敏感性也有差异，如普萘洛尔
	个体差异	药物代谢酶的遗传多态性是致药物在体内过程表现出个体差异的重要原因之一。人群对药物的代谢表现为弱代谢型和强代谢型。有些个体对药物剂量反应非常敏感，在低于常用量下药物作用表现很强烈，称为高敏性；有些个体需使用高于常用量的剂量，方能出现药物效应，称为低敏性
	特异质反应	某些个体对药物产生不同于常人的反应，与其遗传缺陷有关，称为特异质反应。例如遗传性葡萄糖-6-磷酸脱氢酶缺乏，当其服用磺胺类药物、伯氨喹、对乙酰氨基酚、阿司匹林时，会引起溶血性贫血；缺乏高铁血红蛋白还原酶者不能服用硝酸酯类和磺胺类药物

续表

机体影响因素		性质
时辰因素		指机体内生物节律变化对药物作用的影响。节律有昼夜节律、周节律、月节律、季节律、年节律等。如镇痛药白天效果好；西咪替丁夜间效果好；氨基糖苷类毒性及青霉素过敏反应夜间严重
生活习惯与环境	饮食	对药物的影响主要表现在饮食成分、饮食时间和饮食数量
	食物成分	如高蛋白饮食可使氨茶碱和安替比林代谢加快
	吸烟	吸烟可使肝药酶活性增强、代谢加快；吸烟者对药物的耐受性明显增强
	饮酒	乙醇对多数中枢神经系统药物、血管扩张药、降血糖药等有增强药效作用；长期小量饮酒可使肝药酶活性增强，药物代谢速率加快
	饮茶	茶叶中的鞣酸可与某些药物结合减少其吸收

第五节 药物相互作用

考点1★★ 联合用药与药物相互作用

联合用药	定义	指同时或间隔一定时间内使用两种或两种以上的药物
	意义	①提高药物的疗效；②减少或降低药物不良反应；③延缓机体耐受性或病原体产生耐药性，缩短疗程，从而提高药物治疗作用。无目的联合用药不仅不能提高疗效，反能增加药物不良反应发生率
药物相互作用	定义（广义）	同时应用两种或两种以上的药物，一种药物的作用由于其他药物的存在而受到干扰，使该药的疗效发生变化或产生不良反应。其结果是作用加强（疗效提高或毒性加大）或作用减弱（疗效降低或毒性减轻）
	狭义	指不良药物相互作用
	方式	①体外药物相互作用（药物的配伍禁忌指在患者用药之前，即药物尚未进入机体以前，药物相互间发生化学或物理性相互作用，使药性发生变化）；②药动学方面药物相互作用；③药效学方面药物相互作用

考点2★★★　药动学方面的药物相互作用

药动学过程包括：吸收、分布、代谢和排泄四个环节。

影响药物的吸收	pH	水杨酸类、磺胺类药物、氨苄西林等在酸性环境的吸收较好，若同时服用碳酸氢钠或服用抗胃酸分泌的H_2受体阻断药及质子泵阻断药奥美拉唑等，都将减少这些弱酸性药物的吸收
	离子的作用	服用四环素类抗生素时，不宜与铁制剂或含钙、镁、铝离子的抗酸药同服；考来烯胺妨碍阿司匹林、保泰松、地高辛、华法林等药物的吸收
	胃肠运动	抗胆碱药丙胺太林（普鲁苯辛）延缓胃排空，减慢对乙酰氨基酚在小肠的吸收；甲氧氯普胺则通过加速胃的排空，使对乙酰氨基酚的吸收加快；阿托品可延缓利多卡因的吸收；泻药明显加快肠蠕动，则可减少药物的吸收
	肠吸收功能	新霉素或环磷酰胺与地高辛合用时，地高辛吸收减少，血浆浓度降低；对氨基水杨酸＋利福平，血药浓度降低一半。
	间接作用	抗生素可减少维生素K的合成，从而增加口服抗凝药的抗凝血活性

续表

影响药物的分布	竞争血浆蛋白结合部位	结合型药物是药物被吸收入血后，有一部分与血浆白蛋白发生可逆性结合；另一部分为游离型药物 结合型药物的特性：①不呈现药理活性；②不能通过血脑屏障；③不被肝脏代谢灭活；④不被肾排泄 只有游离型药物才能起药物作用。药物之间竞争血浆蛋白结合部位，未竞争上的游离型增加，容易中毒，如：①阿司匹林增加甲氨蝶呤的肝脏毒性；②保泰松与华法林合用会引起出血；③水合氯醛使华法林的抗凝血作用加强，引起出血；④磺胺药使甲苯磺丁脲的降血糖作用加强，引起低血糖；⑤磺胺药增加甲氨蝶呤出现粒细胞缺乏症的毒性
	改变组织分布量	①去甲肾上腺素减少肝脏血流量，减少了利多卡因在肝脏中的分布量，从而减少代谢，结果使血中利多卡因浓度增高；②异丙肾上腺素增加肝脏的血流量，因而增加利多卡因在肝脏中的分布及代谢，使其血药浓度降低
影响药物的代谢	药酶诱导剂	可使药酶活性增加，加速另外一种药物代谢。①苯巴比妥＋双香豆素→抗凝作用减弱；②苯巴比妥或苯妥英钠促进维生素D代谢，易出现佝偻病；③苯巴比妥＋泼尼松→哮喘次数增加；④利福平＋环孢素→出现排斥作用；⑤利福平＋口服避孕药→避孕失败；⑥卡马西平＋异烟肼→肝毒性加重
	药酶抑制剂	可使药酶活性减弱，使另外一种药物代谢减慢。①氯霉素＋甲苯磺丁脲→低血糖休克；②雷尼替丁＋华法林→增强抗凝血作用；③普鲁卡因＋琥珀胆碱→加重呼吸肌的抑制作用

续表

影响药物的排泄	肾小球滤过	血浆蛋白结合型药物不能被滤过，游离型可以滤过
	肾小管分泌	主动转运过程。参与肾小管分泌药物的载体有酸性药物载体与碱性药物载体。①丙磺舒延缓青霉素排泄，同为酸性药物；②利尿药呋塞米和依他尼酸均能妨碍尿酸的排泄，引起痛风；③阿司匹林妨碍甲氨蝶呤的排泄，加大后者毒性；④双香豆素与保泰松都能抑制氯磺丙脲的排泄，加强后者的降糖作用
	肾小管重吸收	包括被动（主要）和主动重吸收，取决于药物脂溶性。药物在滤液中有解离型与非解离型，非解离型脂溶性较高，易被肾小管重吸收；解离型的脂溶性低，不易被重吸收。这两型的比例取决于药物的酸碱性以及肾小管滤液的pH。当滤液为酸性时，酸性药物易被肾小管重吸收；碱性药物则相反。例如水杨酸类药物和巴比妥类药物中毒可以通过服用碳酸氢钠碱化尿液促进排泄

考点3★★ 常见药酶诱导剂与抑制剂

1. 药酶诱导剂 苯妥英钠、苯巴比妥、卡马西平、利福平、水合氯醛、甲丙氨酯、螺内酯、扑米酮等。

2. 药酶抑制剂 雷尼替丁、氯霉素、西咪替丁、异烟肼、普鲁卡因、红霉素、胺碘酮、咪康唑、甲硝唑等。

考点4★★★ 药效学方面的药物相互作用

1. 协同作用 是指两药同时或先后使用，可使原有的药效增强。药物的治疗作用及不良反应均可相加。

相加作用 1+1=2	阿司匹林+对乙酰氨基酚，解热、镇痛作用相加；β受体阻断药阿替洛尔+利尿药氢氯噻嗪，降压作用相加；阿司匹林+可待因片镇痛双重作用；氨基糖苷类抗生素（庆大霉素、链霉素、卡那霉素或新霉素）间相互合用毒性增加，应避免联合使用
增强作用 1+1>2	①磺胺甲噁唑+甲氧苄啶（SMZ+TMP），其抗菌作用增加；②普鲁卡因+肾上腺素，局麻作用延长，毒性降低；③三联疗法：克拉霉素+奥美拉唑+阿莫西林，治疗幽门螺杆菌引起的消化性溃疡；④可卡因增强肾上腺素的作用；⑤排钾利尿剂如呋塞米等增加洋地黄类对心肌的毒性，增加普鲁卡因胺、奎尼丁、索他洛尔、胺碘酮产生心室节律紊乱的危险性；⑥髓袢利尿药可增加庆大霉素等的肾毒性；⑦补钾会加剧血管紧张素转化酶抑制剂（卡托普利、依那普利）以及留钾利尿药（螺内酯、氨苯蝶啶）的高钾血症
增敏作用	指某药可使组织或受体对另一药的敏感性增强。钙增敏药——作用于心肌收缩蛋白，增加肌钙蛋白C对Ca^{2+}的亲和力

2. 拮抗作用　是指两种或两种以上药物作用相反，或发生竞争性或生理性拮抗作用，表现为联合用药时的效果小于单用效果之和。

生理性拮抗	指两个激动药分别作用于生理作用相反的两个特异性受体。如：①组胺作用于 H_1 组胺受体，肾上腺素作用于β肾上腺素受体，合用发挥生理性拮抗作用。②单胺氧化酶抑制剂与拟肾上腺素药（麻黄碱、间羟胺、哌醋甲酯）和合成去甲肾上腺素的前体物（酪胺、左旋多巴）合用时出现高血压危象。③三环类抗抑郁药可通过抑制去甲肾上腺素摄入末梢，能引起高血压危象
药理性拮抗	同一受体的激动药－拮抗药：阿托品拮抗乙酰胆碱与M胆碱受体结合；酚妥拉明拮抗肾上腺素对α受体的作用；H_1 组胺受体拮抗药苯海拉明可拮抗 H_1 组胺受体激动药的作用；β受体拮抗药可拮抗异丙肾上腺素的β受体激动作用

3. 拮抗作用的其他分类

相减作用	克林霉素＋红霉素（竞争靶位50s亚基）
化学性拮抗	肝素（阴电荷）过量引起出血可用鱼精蛋白（阳电荷）解救
生化性拮抗	苯巴比妥诱导肝微粒体酶，使避孕药代谢加速，使避孕的妇女怀孕
药物输送机制改变	氯丙嗪、氟哌啶醇阻止胍乙啶的摄取，使血压迅速升高；三环类抑制胍乙啶和可乐定的去甲肾上腺素能神经末梢对去甲肾上腺素的摄取，拮抗后两者的降压作用；三环类抑制去甲肾上腺素重摄取，延长NE作用时间而增加升压作用

续表

脱敏作用	指某药可使组织或受体对另一药物的敏感性减弱。长期应用受体激动剂使受体数目下调，敏感性降低
其他	华法林 + 维生素 K 使抗凝作用下降；催眠药 + 咖啡因阻碍催眠；甘珀酸 + 螺内酯妨碍溃疡愈合；抗精神病药 + 左旋多巴抗震颤麻痹作用下降

考点 5★　药物相互作用的预测

体外筛查	通过体外评估方法预测在体内的药物相互作用情况，已成为决定候选药开发前途的一种有效方法	
根据体外代谢数据预测	应用体外代谢数据构建数学模型是定量预测新药可能引起体内药物相互作用的有效方法之一	
根据患者个体的药物相互作用预测	根据药物的特性预测	熟悉药物的基本特性，包括药物药动学和药效学特性（药效强、量效曲线陡等安全范围小的药物，如细胞毒药物、地高辛、华法林、降血糖药等）；熟悉影响 CYP450 的主要药物类别，包括各亚族的主要底物、抑制剂和诱导剂
	根据患者个体间差异预测	临床上，不同个体对同一种药物治疗方案的反应存在差异，其原因与遗传、年龄、营养和疾病状态等有关；遗传基因的差异是构成药物反应差异的主要因素

第八章　药品不良反应与药物滥用监控

第一节　药品不良反应的定义和分类

考点1★　药品不良反应的定义

1. 药品不良反应（ADR）　凡是不符合用药目的并给患者带来不适或痛苦的反应。

2. 不良药物事件（ADE）　在药物治疗过程中所发生的任何不良医学事件；可揭示不合理用药及医疗系统存在的缺陷，是药物警戒关注的对象。包括：①药品不良反应；②药品质量问题；③药品标准缺陷；④药物滥用；⑤用药失误。

考点2★★　药品不良反应的传统分类

类型	定义	反应	特点	特例
A型	由于药物的药理作用增强所引起的不良反应	副作用、后遗效应、毒性反应、继发反应、首剂效应、停药综合征等	剂量相关，容易预测，发生率高，死亡率低	抗胆碱药→口干；普萘洛尔→心脏传导阻滞

续表

类型	定义	反应	特点	特例
B型	与药物常规药理作用无关的异常反应	特异质反应（遗传）、过敏反应（变态反应）	剂量无关，难以预测，发生率低，死亡率高	红细胞葡萄糖-6-磷酸脱氢酶缺乏所致的溶血性贫血；氯霉素引起的过敏性休克
C型	①与药理作用无关；②背景发生率高；③无明确的时间关系；④潜伏期较长；⑤难以重复；⑥机制不清			抗疟药→视觉毒性；非那西丁→间质性肾炎

考点3★★★　根据药品不良反应的性质分类

类别	定义	实例
副作用或副反应	在药物按正常用法用量使用时，出现的与治疗目的无关的不适反应。一般反应轻微，多数可以恢复	阿托品解除胃肠痉挛时会引起口干、心悸等
首剂效应	指一些患者在初服某种药物时，由于机体对药物作用尚未适应而引起不可耐受的强烈反应	哌唑嗪按常规剂量开始治疗常可致血压骤降

续表

类别	定义	实例
后遗效应	指在停药后血药浓度已降低至最低有效浓度以下时仍残存的药理效应	安定等苯二氮䓬类引起次晨“宿醉”现象；长期应用肾上腺皮质激素，使肾上腺皮质功能低下
毒性作用	指在药物剂量过大或体内蓄积过多时发生的危害机体的反应，一般较为严重，包括病理学毒性、毒理学毒性和基因毒性	对乙酰氨基酚引起肝脏损害；巴比妥类药物引起中枢神经系统过度抑制；链霉素、庆大霉素等有耳毒性；氮芥的细胞毒性作用引起的机体损伤
继发性反应	又称治疗矛盾，由于药物的治疗作用所引起的不良后果	四环素可引起二重感染
变态反应（过敏反应）	指机体受药物刺激所发生异常的免疫反应，引起机体生理功能障碍或组织损伤	抗生素、磺胺类、青霉素、碘、阿司匹林等可引起变态反应，如过敏性休克、移植性排斥反应、接触性皮炎、血清病、药物热、溶血性贫血等

续表

类别	定义	实例
特异质反应（特异性反应）	是因先天性遗传异常，少数患者用药后发生与药物本身药理作用无关的有害反应。大多是由于机体缺乏某种酶，药物在体内代谢受阻所致的反应	假性胆碱酯酶缺乏者，应用琥珀胆碱后，由于延长了肌肉松弛作用而常出现呼吸暂停反应
依赖性	反复地（周期性或连续性）用药引起的人体心理上或生理上或两者兼有的对药物的依赖状态，表现出一种强迫性的要连续或定期用药的行为和其他反应	催眠镇静药和阿片类在反复用药过程中，先产生精神依赖性，后产生身体依赖性
停药反应	长期服用某些药物，机体产生了适应性，若突然停药或减量过快易使机体的调节功能失调而发生功能紊乱，导致病情加重或临床症状上的一系列反跳回升现象，又称反跳反应	普萘洛尔、可乐定突然停药，会出现血压升高

续表

类别	定义	实例
特殊毒性	特殊毒性的“三致”反应：致癌、致畸和致突变	致癌：抗肿瘤药物环磷酰胺、多柔比星等；其他如氯霉素、苯妥英、甲硝唑、己烯雌酚、非那西汀等；致畸：沙利度胺、环磷酰胺、己烯雌酚、苯妥英钠、白消安、地西泮等；致突变：咖啡因、烷化剂

考点4★★　世界卫生组织关于药品不良反应的分类

①副反应；②不良事件；③不良反应；④非预期不良反应（UADR）；⑤严重不良事件（SAE）；⑥信号。

考点5★★　药品不良反应新的分类

分类	别名	特点
A类	扩大反应	①最常见的类型；②剂量相关；③由各种药动学和药效学因素决定

续表

分类	别名	特点
B类	过度反应或微生物反应	①由促进某些微生物生长引起；②可预测；③针对微生物体而不是人体，如抗生素引起的肠道内耐药菌群的过度生长。不包括药物致免疫抑制产生的感染
C类	化学反应	①取决于药物或赋形剂的化学性质而不是药理学作用；②化学刺激为基本形式；③严重程度与所用药物的浓度而不是剂量有关，如药物外渗反应、静脉炎、酸碱灼烧、注射部位疼痛、接触性皮炎和胃肠黏膜损伤等
D类	给药反应	因药物特定的给药方式而引起，改变给药方式，不良反应停止。如植入药引起周围炎症或纤维化；注射液中微粒引起血栓
E类	撤药反应	①只发生在停止给药或剂量突然减小后；②反应更多与给药时程有关，而不是与剂量有关，再次给药可改善，如阿片类、苯二氮䓬类、三环类、可乐定
F类	家族性反应	①具有家族性；②由家族性遗传疾病（或缺陷）决定，如苯丙酮尿酸症、G-6-PD缺乏症、镰状细胞贫血病
G类	基因毒性反应	损伤基因，出现致畸、致癌等不良反应

续表

分类	别名	特点
H 类	过敏反应	①第二常见；②药理学不能预测；③与剂量无关，必须停药才能改善
U 类	未分类反应	不良反应机制不明，如药源性味觉障碍、辛伐他汀所致的肌痛、横纹肌溶解症和吸入性麻醉药引起的恶心呕吐等

考点6★★★　药品不良反应发生的药物方面的因素

1. 药物作用的选择性　如抗肿瘤药物杀死肿瘤细胞同时也杀伤宿主正常细胞。

2. 药物作用延伸　长期使用糖皮质激素，出现红斑、肾上腺皮质功能亢进。

3. 药物的附加剂　如胶囊染料常会引起固定性皮疹。

4. 药物的剂量与剂型　如剂量过大可能使其不良反应发生概率增大；不同的剂型其生物利用度不同，不良反应发生的可能性也不同。

5. 药物的质量　氯贝丁酯中的对氯苯酚→皮炎；氨苄西林中的蛋白质→药疹。

6. 用药时间　连续用药的时间越长，发生药品不良反应的可能性越大。

考点7★★ 机体方面的因素

1. 种族差别 如异烟肼乙酰化代谢，中国人和日本人快，白种人慢；在白种人中易诱发神经炎，而在黄种人中则易引起肝损害。

2. 性别 一般来说，对于药品的不良反应，女性较男性更为敏感。

3. 年龄 婴幼儿脏器发育不全，老年人脏器功能退化，不良反应发生率较高。

4. 个体差异 药物代谢酶的遗传多样性是造成个体差异的一个重要原因。

5. 用药者的病理状况 慢支患者阿司匹林过敏发生率增高。

6. 其他 生活环境、生活习惯、饮食习惯（烟酒）。

考点8★ 其他因素

其他因素包括给药途径、联合用药、用药时间间隔和医师药师的职业道德问题等。

第二节 药品不良反应因果关系评定依据及评定方法

考点1★★ 药品不良反应因果关系评定依据

1. 时间相关性 指用药与不良反应的出现有

无合理的时间关系。

2. 文献合理性　指与现有资料（或生物学上的合理性）是否一致。

3. 撤药结果　药品不良反应一经发生，通常停药并采取对症治疗措施。如果停药后症状缓解或消除，则可认为二者存在因果关系的可能性。

4. 再次用药结果　药品不良反应症状消除后，再次用药后出现相同症状，停药再次消失，则以前确定的因果关系再次证实。

5. 影响因素甄别　判明不良反应是否与并用药物的作用、患者病情的进展和其他治疗措施相关。

考点2★★　药品不良反应因果关系评定方法

1. 微观评价　指具体的某一不良事件与药物之间的因果关系的判断，即个案因果关系判断。

2. 宏观评价　指通过运用流行病学的研究手段和方法来验证或驳斥某一不良事件与药物之间的因果关系的假说。

考点3★★★　微观评价方法

评价标准：Karch 和 Lasagna 评定方法被各种评价方法引为基本准则，分为肯定、很可能、可能、条件和可疑五级。我国国家药品不良反应监测中心所采用的 ADR 因果关系评价将关联性评价分为肯定、很可能、可能、可能无关、待评价、无法评价6级标准。

肯定	（完全符合）①时间顺序合理；②与已知的药品不良反应相符合；③停药后反应停止；④再次用药，反应再现；⑤无法用合用药的作用对患者病情的进展进行合理解释
很可能	符合①②③⑤，缺少再次用药的实验数据
可能	符合①②，原患疾病病情进展因素不能除外
可能无关	不符合①②，原患疾病发展同样可能有类似的临床表现
待评价	需要补充材料才能评价
无法评价	评价的必须材料无法获得

考点4★　宏观评价

宏观评价又称数据集中后评价，即收到一批同类报表后，经系统研究和分析后统一评价。

信号出现期	不良反应潜伏到发现疑问
信号加强期	数据积累加速，对ADR监测有重要意义
信号评价期	大量信号产生需对该产品采取相应措施的时期，即不良反应可被确认、解释与定量

第三节　药物警戒

考点1★★　药物警戒

1. 定义　是与发现、评价、理解和预防药品不良反应或其他任何可能与药物有关问题的科学研究与活动。

2. 主要内容　①早期发现未知药品的不良反应及其相互作用；②发现已知药品不良反应的增长趋势；③分析药品不良反应的风险因素和可能的机制；④对风险/效益评价进行定量分析，发布相关信息，促进药品监督管理和指导临床用药。

3. 最终目标　①合理、安全地使用药品；②对已上市药品进行风险/效益评价和交流；③对患者进行培训、教育，并及时反馈相关信息。

4. 意义　①药物警戒对我国药品监管法律法规体制的完善，具有重要的意义；②药品不良反应监测工作对安全、经济、有效的使用药品是必需的，但药品不良反应监测工作离不开药物警戒的引导；③对保障我国公民安全健康用药具有重要的意义。

考点2★★ 药物警戒与药品不良反应监测（两者区别）

药物警戒≠药品不良反应监测。药品不良反应监测只是药物警戒中的一项主要的工作内容。

工作内涵	药物警戒	药品不良反应监测
最终目的	为了提高临床合理用药的水平，保障公众用药安全，改善公众身体健康状况，提高公众的生活质量	
内容	涵盖药物从研发到上市使用的整个过程	仅是药品上市后的监测
监测对象	质量合格的药品+合格药品之外的其他药品（如低于法定标准的药品、药物与化合物、药物及食物的相互作用等）	质量合格的药品
工作内容	ADR监测，用药失误，药品用于未核准适应证、缺乏疗效的报告，中毒病例报告，药物滥用/误用	ADR监测
工作本质	药物警戒则是积极主动地开展药物安全性相关的各项评价工作	工作集中在药物不良信息的收集、分析与监测等方面，是一种相对被动的手段

第四节 药源性疾病

考点1★ 药源性疾病又称药物诱发性疾病

1. 定义 由药物诱发的疾病，是医源性疾病的主要组成部分，是由药品不良反应发生程度较严重或持续时间过长引起的。

2. 包括 ①药物在正常用法、用量情况下所产生的不良反应；②由于超量、误服、错用以及不正常使用药物而引起的疾病。

3. 不包括 药物过量导致的急性中毒。

考点2★ 药源性疾病的分类

1. 按病因学分类 ①与剂量相关（A 型药品不良反应）；②与剂量不相关（B 型药品不良反应）。

2. 按病理性分类 ①功能性改变（暂时的，停药后能迅速恢复正常，如抗胆碱药物、神经节阻滞药可引起无力性肠梗阻，利舍平引起心动过缓等）；②器质性改变（组织、器官功能性或器质性损伤）。

3. 按量－效关系分类 ①量－效关系密切型（A 型）②量－效关系不密切型（B 型）；③长期用药致病型；④药物后效应型。

4. 按给药剂量及用药方法分类 ①与剂量有

关的反应；②与剂量无关的反应（难以预测和逆转，包括过敏、免疫、药物遗传学的影响）；③与用药方法有关的反应（反跳现象、联合用药、给药途径不当）。

5. 按药理作用及致病机制分类 ①由药物的药理作用增强或毒副作用所致；②异常性所致的意外特异性药源性疾病；③由于药物相互作用所致的药源性疾病；④由于药物的杂质、异常性及污染所致的药源性疾。

考点3★★★ 诱发药源性疾病的因素

因素	说明
不合理用药	违反用药禁忌证、选药不当、用法不合理、配伍错误
机体易感因素	①乙酰化代谢异常：如磺胺二甲基嘧啶
	②葡萄糖-6-磷酸脱氢酶缺陷：应用氧化性药物后，极易引起溶血性贫血
	③红细胞生化异常：对氧化剂药物特别敏感。如有异常遗传素质者；使用双香豆素抗凝药可使抗凝作用延长；服止痛药引起高铁血红蛋白血症；口服避孕药在少数人身上可引起静脉血栓
	④性别：发生率女性比男性敏感
	⑤年龄：如新生儿服氯霉素后，可致“灰婴综合征”；两岁以下的幼儿对吗啡特别敏感；新生儿使用氨基糖苷类抗生素更易发生耳、肾中毒反应。

考点4★★★　常见的药源性疾病

药源性疾病	主要临床类型	常见药物
肾病	急性肾衰竭	血管紧张素转换酶抑制剂、非甾体抗炎药、环孢素等
	急性过敏性间质性肾炎	头孢菌素类、青霉素类、磺胺类、噻嗪类利尿药等
	急性肾小球坏死	氨基糖苷类抗生素、造影剂、两性霉素B和环孢素
	肾小管梗阻	尿酸或草酸盐
	肾病综合征	可能是免疫机制介导，如金盐、青霉胺、卡托普利等
肝疾病	他汀类、四环素类、抗肿瘤药及复方制剂，如磺胺甲异噁唑－甲氧苄啶、克拉维酸－阿莫西林、利福平－异烟肼的肝毒性比单个药严重	
皮肤病	Steven－Johnson综合征和中毒性表皮坏死	磺胺类、抗惊厥药、非甾体抗炎药、别嘌醇
	血管炎和血清病	别嘌醇、氨茶碱、磺胺类、青霉素、丙硫氧嘧啶、雷尼替丁、噻嗪类利尿药、头孢氨苄、喹诺酮类和免疫抑制剂、米诺环素、链激酶和普萘洛尔等
	血管神经性水肿	依那普利、卡托普利、喹那普利、赖诺普利和雷米普利等

续表

药源性疾病	主要临床类型	常见药物
心血管系统损害	强心苷、胺碘酮、肾上腺素、新斯的明、普鲁卡因胺、钾盐、肼屈嗪、麻黄碱、多巴胺、利多卡因、美心律、去氧肾上腺素、奎尼丁、恩卡因、安博律定、氟卡胺、溴苄胺、硝苯地平、氯丙嗪、异丙嗪、洋地黄类、异丙肾上腺素、阿米替林，及一些新型的 H_1 受体阻断药（如阿司咪唑等）	
耳聋与听力障碍	非甾体抗炎药（布洛芬和萘普生等）、氨基糖苷类抗生素（庆大霉素等）、高效利尿药、大环内酯类、抗疟药和抗肿瘤药、四环素、万古霉素	

考点 5★★ 药源性疾病的防治

原则：首先停止使用所有药物，然后采取抢救措施，选用特异性拮抗药：①加强认识，慎重用药；②加强管理；③加强临床药学服务；④坚持合理用药；⑤加强医药科普教育；⑥加强药品不良反应监测报告制度。

第五节　药物流行病学在药品不良反应监测中的作用

考点1★　药物流行病学

定义	运用流行病学的原理和方法，研究人群中药物的利用及其效应的应用科学，包括药物经济学、药效学和药物利用研究等
研究对象	人群
研究范畴	①药物利用研究；②药物经济学研究；③药物有利作用研究；④药物相关事件和决定因素的分析；⑤药物安全性研究
主要任务	①药品上市前临床试验的设计和上市后药品有效性再评价；②药物利用情况的调查研究；③药物经济学研究；④上市后药品的不良反应或非预期作用的监测；⑤国家基本药物的遴选
应用	①可以回答药物对特定人群（某种疾病患者的群体）的效应与价值。这是药物流行病学的独特作用，是合理用药的依据；②药物流行病学还可通过药物利用情况的调查分析，了解药物在广大人群中的实际使用情况
局限性	①大型的数据库在我国非常缺乏；②与临床随机试验相比，药物流行病学在研究设计中，很难按随机的原则设立对照组，因此在选择研究对象时往往存在偏差性，同时信息的精确程度与理想要求相去甚远

考点2★★★ 药物流行病学的主要研究方法

<table>
<tr><td rowspan="3">描述性研究</td><td>病例报告</td><td colspan="2">可疑的药品不良反应的自发报告，是最早发现严重事件的最有效途径</td></tr>
<tr><td>生态学研究</td><td colspan="2">从群体数据分析某种疾病是否与服用某种药物有关，为进一步确定不良反应的原因提供研究线索</td></tr>
<tr><td>横断面调查</td><td colspan="2">研究在特定时间与特定范围人群中的药物与相关事件的关系，为进一步的病因研究提供线索</td></tr>
<tr><td rowspan="2">分析性研究</td><td>队列研究</td><td colspan="2">将样本分为两个组，一组为暴露于某一药物的患者，与另一组不暴露于该药物的患者进行对比观察，验证其结果的差异，如不良事件的发生率或疗效，可以是前瞻性研究或回顾性研究</td></tr>
<tr><td>病例对照研究</td><td colspan="2">对比有某病的患者与未患此病的对照组，对某种药物的暴露进行回顾性研究，找出两组对该药物的差异</td></tr>
<tr><td rowspan="2">实验性研究</td><td rowspan="2">按照随机分配的原则将研究人群分为两组</td><td>实验组</td><td>使用试验药物</td></tr>
<tr><td>对照组</td><td>使用另一种已知效应药物/安慰剂/空白对照</td></tr>
</table>

第六节 药物滥用与药物依赖性

考点1★★ 精神活性物质

1. 定义 可显著影响人们精神活动的物质，

包括麻醉药品、精神药品和烟草、酒精及挥发性溶剂等不同类型的物质。

2. 药理学特点　①强化作用，即驱使用药者连续或定期用药的潜能；②连续反复地应用，机体对其反应减弱，呈现耐受性或对其反应增强，呈现药物敏化现象；③连续反复地应用，导致机体对其产生适应状态，呈现精神依赖性、身体依赖性及药物渴求现象。

考点2★★　概述

1. 定义　药物滥用指非医疗目的地使用具有致依赖性潜能的精神活性物质的行为。

2. 分类

药物依赖性	精神依赖性（心理依赖性）	是一种以反复发作为特征的慢性脑病；有用药的欲望；中脑－边缘多巴胺通路是产生药物奖赏效应的主要调控部位，称为“奖赏系统”
	身体依赖性（生理依赖性）	身体产生的药物戒断综合征，是一种药理学反应；主要药物有阿片类、镇静催眠药和酒精等
	交叉依赖性	人体对一种药物产生身体依赖性时，停用该药所引发的戒断综合征可能为另一性质相似的药物所抑制，并维持原已形成的依赖性状态

续表

药物耐受性	定义	指人体在重复用药条件下形成的一种对药物的反应性逐渐减弱的状态；药物滥用形成的药物依赖性常同时伴有对该药物的耐受性
	特点	①人体产生药物耐受性，对药物不同作用的耐受程度并非完全相同；②具有可逆性；③可能呈现交叉耐受性
	交叉耐受性	即人体对某药产生耐受性后，亦可能表现出对其他化学结构类似或作用机制类似的同类药物的敏感性降低

考点3★★★　致依赖性药物的分类

类别	定义	说明
麻醉药品	指连续使用后易产生身体依赖性和精神依赖性，停药后产生戒断症状，能形成瘾癖的药品	①阿片类：阿片粗制品、可待因、吗啡、哌替啶、海洛因、美沙酮和芬太尼； ②可卡因类：古柯叶、可卡因和古柯糊； ③大麻类：印度大麻、其粗制品大麻浸膏和主要成分四氢大麻酚

续表

类别	定义	说明
精神药品	指作用于中枢神经系统，能使之兴奋或抑制，反复使用能产生依赖性的药品	①镇静催眠药和抗焦虑药：如巴比妥类和苯二氮䓬类； ②中枢兴奋药：右苯丙胺、苯丙胺、甲基苯丙胺（冰毒）和亚甲二氧基甲基苯丙胺（俗称摇头丸、DMA或迷魂药）； ③致幻剂：如氯胺酮（俗称"K"粉）、麦角二乙胺和苯环利定
其他		包括烟草、酒精及挥发性有机溶剂等精神活性物质

考点4★★　致依赖性药物的依赖性特征

种类	滥用品种	滥用的方式	依赖性特征
阿片类	海洛因	鼻吸或注射	高度致依赖性；戒断综合征
可卡因	可卡因	鼻吸、注射	①精神依赖性潜力强；②有身体依赖性；③轻度戒断综合征
中枢神经抑制药类	巴比妥类和苯二氮䓬类及水合氯醛	口服	呈现药物依赖性（精神和身体）

续表

种类	滥用品种	滥用的方式	依赖性特征
苯丙胺类兴奋药	甲基苯丙胺和亚甲二氧基甲基苯丙胺	口服、鼻吸、注射	①精神依赖性严重；②有一定身体依赖性
大麻类	印度大麻	吸入烟雾	①产生耐受性，出现快，消失亦快；②戒断症状轻微且持续时间短
致幻剂	氯胺酮、麦角二乙胺	鼻吸、抽食或溶于饮料饮内用、注射	使人对现实真实性产生各种奇异虚幻感知，导致突发事故与自杀的危险

考点5★　药物滥用的危害

1. 对个人的危害　①滥用药物过量，常致中毒死亡；②药物滥用者身心健康遭受摧残；③降低机体免疫力，引发各种感染。

2. 对社会的危害　①损害国家经济，阻碍社会发展；②破坏家庭生活和社会稳定。

考点6★★★　药物依赖性治疗原则

1. 控制戒断症状　主要有非替代疗法、替代疗法和对症治疗。

2. 预防复吸与回归社会　①用美沙酮终身替代；②使用阿片受体阻断药纳曲酮；③以康复治疗为目的的社区治疗模式。

考点7★★★　药物依赖性治疗

1. 阿片类药物的依赖性治疗

种类	特征
美沙酮替代治疗	①只能相对地减轻戒断症状；②我国制定脱瘾治疗原则选用10天的脱瘾方案；③美国FDA短期脱瘾治疗，时间不超过30天，长期脱瘾治疗，时间不超过180天
可乐定治疗	①剂量一般高于临床抗高血压剂量；②治疗剂量维持一周后，可于一周内递减完毕；③第二代α_2肾上腺素受体激动药洛非西定，已经作为美沙酮递减后的门诊脱毒药物使用
东莨菪碱综合戒毒法	①控制戒断症状快、不成瘾；②可部分减轻精神依赖
预防复吸	用纳曲酮可以防止吸毒引起的欣快感，起到屏障作用；预防复吸的成功依赖于坚持服药
心理干预和其他疗法	药物依赖的治疗应遵循综合治疗的原则

2. 可卡因和苯丙胺类依赖性的治疗

种类	特征
戒断症状较轻	一般不需要治疗戒断反应，可用 5 – HT_3受体阻断药昂丹司琼或丁螺环酮抑制觅药渴求
对出现的精神异常症状	可用多巴胺 D_2受体阻断药氟哌啶醇治疗
停药后的抑郁症状	可用地昔帕明治疗

3. 镇静催眠药依赖性的治疗 可用慢弱类镇静催眠药或抗焦虑药治疗，也可用递减法逐步脱瘾。

考点8★ 药物滥用的管制

国际药物滥用管制	三大国际禁毒战略：①降低毒品非法需求；②减少毒品非法供应；③减少滥用毒品的危害
我国药物滥用的管制	①《麻醉药品管理办法》；②《精神药品管理办法》；③2005年11月颁布的《麻醉药品和精神药品管理条例》

第九章　药物的体内动力学过程

第一节　房室模型

考点1★★　概述

1. 常用术语　房室模型、速率常数、生物半衰期、清除率等。

2. 药动学参数字符含义　①X 体内药量、X_{ss} 稳态血药量、X_0首剂量或负荷剂量、C 血药浓度、C_{ss}稳态血药浓度、$\overline{C_{ss}}$平均稳态血药浓度、C_{max}峰浓度、t_{max}达峰时间、f_{ss}达稳态血药浓度的分数、$t_{1/2}$半衰期、t 时间、AUC 血药浓度－时间曲线下面积、r 多剂量函数、R 蓄积因子；②α 分布速度常数或快配置速度常数、β 消除速度常数或慢配置速度常数（双室模型）；k_a吸收速度常数、F 吸收率（血管外给药）；k_0零级静脉滴注速度（静脉滴注）；X_u尿中原形药物累积量（尿药速度法）；n 给药次数、τ 给药间隔时间（多剂量给药）。

考点2★★★　单室模型静脉注射给药

血药浓度法	①药动学方程；②消除速度常数、半衰期的求算、曲线下面积 $X=X_0\cdot e^{-kt}$，$C=C_0\cdot e^{-kt}$；$\lg C=-kt/2.303+\lg C_0$；$t_{1/2}=0.693/k$；$AUC=C_0/k=X_0/kV$；$Cl=kV$
尿药排泄数据分析	①尿药排泄速度法的药动学方程；②消除速度常数和肾排泄速度常数的求算 $\frac{dX_u}{dt}=k_e\cdot X$　$\frac{dX_u}{dt}=k_e\cdot X_0\cdot e^{-kt}$；$\lg\frac{dX_u}{dt}=-\frac{k}{2.303}t+\lg(k_eX_0)$

考点3★★★　单室模型静脉滴注给药

血药浓度法	药动学方程：$X=k_0(1-e^{-kt})/k$；$C=k_0(1-e^{-kt})/kV$
稳态血药浓度	①稳态血药浓度 C_{ss}；②达稳态血药浓度的分数 f_{ss}（3.32个 $t_{1/2}$，90%；6.64个 $t_{1/2}$，99%） $C_{ss}=k_0/kV$；$f_{ss}=1-e^{-kt}$；$n=-3.32\lg(1-f_{ss})$
负荷剂量	亦称首剂量，$X_0=C_{ss}V$

考点4★★★　单室模型血管外给药

血药浓度法	药动学方程：$X=[(k_aFX_0)/(k_a-k)](e^{-kt}-e^{-k_at})$；$C=[(k_aFX_0)/V(k_a-k)](e^{-kt}-e^{-k_at})$；$\lg C=-kt/2.303+\lg[(k_aFX_0)/V(k_a-k)]$
药动学参数的求算	①药动学参数；②达峰时间和最大血药浓度；③血药浓度－时间曲线下面积 $t_{max}=[2.303\lg(k_a/k)]/(k_a-k)$；$C_{max}=(FX_0/V)e^{-kt_{max}}$；$AUC=FX_0/kV$

考点5★　双室模型给药

双室模型静脉注射给药	①模型描述；②血药浓度与时间关系式：$C=Ae^{-\alpha t}+Be^{-\beta t}$ $C=\frac{X_0(\alpha-k_{21})}{V_c(\alpha-\beta)}e^{-\alpha t}+\frac{X_0(k_{21}-\beta)}{V_c(\alpha-\beta)}e^{-\beta t}$
双室模型静脉滴注给药	①模型描述；②血药浓度与时间关系式；③稳态血药浓度的求算：$C_{ss}=k_0/(V_ck_{10})$ $C=\frac{k_0}{V_0k_{10}}\left\{1-\frac{k_{10}-\beta}{\alpha-\beta}\cdot e^{-\alpha t}-\frac{\alpha-k_{10}}{\alpha-\beta}\cdot e^{-\beta t}\right\}$
双室模型血管外给药	模型描述

考点6★★ 多剂量给药

多剂量函数	$r=(1-e^{-nk_i\tau})/(1-e^{-k_i\tau})$
单室模型静脉注射给药	①第 n 次给药血药浓度与时间的关系 $C_n=(X_0/v)\cdot[(1-e^{-nk\tau})/(1-e^{-k\tau})]e^{-kt}$ ②平均稳态血药浓度$\overline{C}_{SS}=X_0/(Vk\tau)$ ③蓄积系数 $R=1/(1-e^{-k\tau})$
单室模型血管外给药	①第 n 次给药血药浓度与时间的关系 $C_n=k_aFX_0/[V(k_a-k)]\cdot[(1-e^{-nk\tau})/(1-e^{-k\tau})e^{-kt}-(1-e^{-nk_a\tau})/(1-e^{-k_a\tau})e^{-k_at}]$ ②平均稳态血药浓度$\overline{C}_{SS}=FX_0/(Vk\tau)$ ③蓄积系数 $R=1/[(1-e^{-k\tau})(1-e^{-k_a\tau})]$
体内药量的蓄积	多剂量给药体内药量的蓄积系数 $R=C^{ss}_{min}/(C_1)_{min}$
多剂量给药血药浓度的波动程度	血药浓度波动程度有波动百分数、波动度、血药浓度变化率等表示方法；波动程度是评价缓控释制剂质量的重要指标之一

第二节　非线性药物动力学

考点1★　非线性过程的特征

1. 米氏方程及米氏过程的药动学特征。

2. 血药浓度－时间关系式：$-dC/dt = V_m \cdot C/(K_m + C)$。

3. 生物半衰期与血药浓度的关系（增长而延长）。

4. 血药浓度－时间曲线下面积与剂量的关系（不成正比）。

第三节　统计矩在药物动力学中应用

考点1★　药动学中的各种矩

零阶矩（*AUC*）、一阶矩（MRT）、二阶矩（VRT）。

考点2　用统计矩估算药动学参数

1. 半衰期、清除率和稳态时的分布容积。

2. 生物利用度和平均稳态血药浓度。

第四节　给药方案设计与个体化给药

考点1★　给药方案设计

1. 给药方案定义　为达到安全有效的治疗目的，根据患者的具体情况和药物的药效学与药动学特点而拟定的药物治疗计划称给药方案。

2. 给药方案包括　剂量、给药间隔时间、给药方法和疗程等。

3. 影响给药方案的因素　药物的药理活性、药动学特性和患者的个体因素等。

4. 给药方案设计的目的　使药物在靶部位达到最佳治疗浓度，产生最佳的治疗作用和最小的副作用。

5. 确定给药方案的方法　①根据半衰期确定给药方案；②根据平均稳态血药浓度制定给药方案；③使稳态血药浓度控制在一定范围内的给药方案；④静脉滴注给药方案设计。

考点2★★　个体化给药

1. 给药方案个体化的步骤　①根据诊断结果及患者的身体状况等具体因素，选择合适的药物及给药途径，再拟定初始给药方案；②按初始方案给药后，随时观察临床效果的同时按一定时间采取血样标本，测定血药浓度，求出患者的药动学参数；③根据患者的临床表现、药动学数据，结合临床经验和文献资料对初始给药方案做必要的修改，制定出调整后的给药方案，用于患者疾病的治疗。

2. 给药方案个体化方法　①比例法；②一点法；③重复一点法。

3. 肾功能减退患者的给药方案设计　主要根据患者的肾功能状况，预测药物的清除率或消除速度常数，进行剂量调整。

考点3★　治疗药物监测

1. 治疗药物监测（TDM）的主要任务　保证药物治疗的有效性及安全性。

2. 需开展血药浓度监测的情况　个体差异很大的药物；具有非线性动力学特征的药物；治疗指数小、毒性反应强的药物；毒性反应不易识别，用量不当或用量不足的临床反应难以识别的药物；特殊人群用药；常规剂量下没有疗效或出现毒性反应；合并用药而出现的异常反应；长期用药；诊断和处理药物过量或中毒。

考点4★　治疗药物监测的临床意义

1. 指导临床合理用药、提高治疗水平。
2. 确定合并用药的原则。
3. 药物过量中毒的诊断，开展 TDM 对防止药物过量中毒和药物急性过量中毒的诊断具有重要意义。

4. 作为医疗差错或事故的鉴定依据及评价患者用药依从性的手段。

第五节 生物利用度与生物等效性

考点1★★ 生物利用度

1. 研究生物利用度的意义。

2. 衡量吸收速度快慢的药动学参数。

3. 绝对生物利用度和相对生物利用度计算。

4. 生物利用度的研究方法：血药浓度法、尿药数据法、药理效应法。

考点2★★ 生物等效性

1. 生物等效性定义。

2. 生物等效性血药浓度法的评价参数：AUC、C_{max}、t_{max}。

3. 常用的统计分析法：方差分析、双单侧检验、（1－2α）置信区间、贝叶斯分析。

第十章　药品质量与药品标准

第一节　药品标准与药典

考点1★　国家药品标准

1. 国家药品标准具有法律的效力，它是国家为保证药品质量所制定的关于药品的规格、检验方法以及生产工艺的技术要求，也是药品的生产、经营、使用、检验和监督管理部门共同遵循的法定依据。

2. 国家药品标准主要包括　①《中华人民共和国药典》；②《药品标准》，即《中华人民共和国卫生部药品标准》或《国家食品药品监督管理局药品标准》，亦简称为“部颁标准”或“局颁标准”；③药品注册标准。

3. 国家药品标准的制定原则　①针对性；②科学性；③合理性。

考点2★★　国际药品标准

1. 美国药典　USP（37）-NF（32），2014年5月1日生效。USP-NF的基本内容包括：凡例、通则和标准正文，共4卷。

2. 英国药典 BP（2014），2014 年 1 月 1 日生效，英国制药标准的唯一法定来源，共 6 卷。

3. 欧洲药典 Ph. Eur. 8.0 或 EP 8.0，2014 年 1 月 1 日生效，具有法律约束力，是在欧洲上市药品强制执行的法定标准；Ph. Eur. 不收载制剂，但收载有制剂通则；Ph. Eur. 目前出版周期为 3 年，共 2 卷。

4. 日本药典 即《日本药局方》，JP（16），2012。

考点 3★★★ 中国药典

1.《中国药典》每 5 年出版 1 版，《中国药典》的版次以出版的年份表示，2015 年版的药典记为《中国药典》（2015 年版），英文表示为 ChP（2015）。

2.《中国药典》由一部、二部、三部、四部及增补本组成。其中，一部分为两部分，第一部分收载药材和饮片、植物油脂和提取物，第二部分收载成方制剂和单味制剂；二部也分为两部分，第一部分收载化学药、抗生素、生化药品，第二部分收载放射性药品及其制剂；三部收载生物制品；四部收载凡例、通则（包括：制剂通则、通用方法/检测方法与指导原则）、药用辅料品种正文。

3.《中国药典》标准体系构成：凡例、通则及各部的标准正文。

4. “凡例”是为正确使用《中国药典》进行药品质量检定的基本原则，是对《中国药典》正文及与质量检定有关的共性问题的统一规定，在总则及各部中列于正文之前。“凡例”中的有关规定具有法定的约束力。

5. 通则主要收载制剂通则、通用方法/检测方法和指导原则。编码以“XXYY”4位阿拉伯数字表示：其中XX为类别、YY为亚类及条目。

6. 正文为药品标准的主体，其内容根据品种和剂型不同，按顺序可分别列有：品名（包括中文名、汉语拼音与英文名）、有机药物的结构式、分子式与分子量、来源或有机药物的化学名称、含量或效价的规定、处方、制法、性状、鉴别、检查、含量或效价测定、类别、规格、贮藏及制剂等。

7. 标准物质：①标准品系指用于生物检定、抗生素或生化药品中含量或效价测定的标准物质，按效价单位（或μg）计；②对照品除另有规定外，均按干燥品（或无水物）进行计算后使用。

8. 精确度：①“精密称定”指称取重量应准确至所取重量的千分之一；②“称定”指称取重量应准确至所取重量的百分之一；③“精密量取”指量取体积的准确度应符合国家标准中对该体积移液管的精密度要求；④取用量为“约”若

干时，指该量不得超过规定量的 ±10%；⑤“恒重”，指供试品经连续两次干燥或炽灼后的重量差异在 0.3mg 以下的重量。

第二节 药品质量检验与体内药物检测

考点1★★ 药品检验的程序与项目

1. 基本程序 取样→检验→出具检验报告。

2. 取样 取样的件数因产品批量的不同而不同。设药品包装（如箱、桶、袋、盒等）总件数为 n，当 $n \leq 3$ 时，应每件取样；当 $3 < n \leq 300$ 时，取样的件数应为 $\sqrt{n}+1$；当 $n > 300$ 时，按 $\sqrt{n}/2+10$ 的件数取样。

3. 项目

（1）性状：外观、物理常数的测定，如熔点、比旋度等。

（2）鉴别：Ⅰ化学鉴别法：颜色、沉淀、气体、焰色。Ⅱ光谱鉴别法：紫外－可见分光光度法、红外分光光度法。Ⅲ色谱鉴别法：薄层色谱、高效液相色谱；保留时间主要用于组分的鉴别；半高峰宽或峰宽主要用于色谱柱柱效的评价；峰高或峰面积主要用于组分的含量测定。

（3）检查：化学分析法；光谱分析法；色谱分析法：薄层色谱、高效液相色谱、气相色谱。

（4）含量与效价测定

<table>
<tr><td rowspan="3">滴定分析法</td><td>酸碱滴定</td><td>以酸碱指示剂指示滴定终点</td></tr>
<tr><td>非水溶液滴定</td><td>非水碱量法：以结晶紫或电位法指示滴定终点；
非水酸量法：以麝香草酚蓝作指示剂</td></tr>
<tr><td>氧化还原滴定</td><td>碘量法：以淀粉作指示剂
铈量法：亦称硫酸铈滴定法，以邻二氮菲作指示剂
亚硝酸钠法：指示终点的方法有电位法、永停滴定法、内指示剂法和外指示剂法；《中国药典》采用永停滴定法指示终点</td></tr>
<tr><td colspan="2">紫外－可见分光光度法</td><td>摩尔吸收系数（ε）、比吸收系数（$E_{1cm}^{1\%}$），在药品检验中常采用（$E_{1cm}^{1\%}$）；
$A=-\lg(I/I_0)=-\lg T=Ecl$</td></tr>
<tr><td colspan="2">高效液相色谱法</td><td>内标法、外标法</td></tr>
<tr><td colspan="2">抗生素微生物检定法</td><td>管碟法：常用的检定法是二计量法和三计量法；
浊度法：常用的检定法是标准曲线法</td></tr>
</table>

（5）非无菌产品微生物限度检查

微生物计数法	分类：平皿法、薄膜过滤法和最可能数法（Most - Probable - Number Method，简称 MPN 法）
	用途：本法用于检查非无菌制剂及其原料、辅料是否符合相应的微生物限度标准；不适用于活菌制剂的检查
控制菌检查法	分类：定性试验、定量试验
	用途：控制菌检查法系用于在规定的试验条件下，检查供试品中是否存在特定的微生物；供试品检出控制菌或其他致病菌时，按一次检出为准，不再复试
非无菌药品微生物限度标准	①要求无菌的及标示无菌的制剂和原辅料应符合无菌检查法规定 ②用于手术、严重烧伤、严重创伤的局部给药制剂应符合无菌检查法规定 ③非无菌化学药品制剂、生物制品制剂、不含药材原粉的中药制剂的微生物限度标准 10^1 cfu 可接受的最大菌数为 20；10^2 cfu 可接受的最大菌数为 200；10^3 cfu 可接受的最大菌数为 2000

考点 2★★　药品质量检验

1. 药品监督检验机构框架　国家食品药品监督管理总局（CFDA）→中国食品药品检定研究院→省级（省、自治区、直辖市）食品药品检验所（药品检验检测院）→市（县）级药品检验所。

2. 药品监督检验机构职责

（1）中国食品药品检定研究院：技术考核与业务指导；国家药品标准物质的标定；药品注册检验（包括样品检验和药品标准复核）及进口药品的注册检验与药品监督（评价性）检验和复验（仲裁检验）等工作。

（2）省级（食品）药品检验所：辖区内药品的抽验与委托检验（口岸药检所承担药品进出口检验）以及药品的注册检验。

（3）市（县）级药品检验所：辖区内的药品监督检查与管理工作。

（4）药品生产企业的质量保证（QA）与质量管理（QC）部门：制定标准操作规范（SOPs），实施企业内药品的生产过程监控与出厂检验。

3. 检验记录与检验卡　是出具检验报告的依据；检验记录应原始、真实，记录完整、简明、具体，书写字迹应清晰，色调一致，不得任意涂改；若发现记录有误，可用单线或双线划去（删除），但应保持原有字迹可辨，并在修改处签名或盖章，以示负责。

4. 检验报告书　药品检验报告书应记载的内容有品名、规格、批号、数量、包装、有效期、生产单位、检验依据、取样日期、报告日期、检验项目、标准规定、检验结果、检验结论。

考点3★　体内药物检测

1. 体内样品的种类　用于体内药物检测的体内样品包括各种生物体液（如血液、尿液和唾液等）和组织。其中，最为常用的样本是血液。

2. 体内样品的测定方法　①免疫分析法；②色谱分析法：气相色谱法（GC）、高效液相色谱法（HPLC）和色谱－质谱联用法（GC－MS、LC－MS）等。

3. 药物动力学参数的测定

（1）体内样品的采集：①在急性药物中毒诊断时，应立即取样测定；②当治疗药物监测时则可根据临床需要确定取样时间；③当测定药物动力学参数时，大多采集给药前与给药后，药物及其代谢产物在体内的吸收、分布、代谢和排泄各阶段多个时间点的样本，以便获得完整的经时过程及其行为特征，为新药评价与临床用药提供参考。

（2）药物动力学参数测定示例：目前临床上用于心衰治疗的强心苷类药物有毒毛花苷 K、去乙酰毛花苷、地高辛、洋地黄毒苷等。其中，前两者因起效快、消除快、作用维持时间短，仅有注射剂供急症短期使用，一般无需进行治疗药物监测。洋地黄毒苷则因起效慢、消除慢、一旦中毒很难解救，临床偶尔使用，在需长期使用强心苷时，一般均选用地高辛。

第十一章　常用药物的结构特征与作用

第一节　精神与中枢神经系统疾病用药

一、镇静与催眠药

1. 苯二氮䓬类药物构效关系★★

<table>
<tr><td rowspan="4">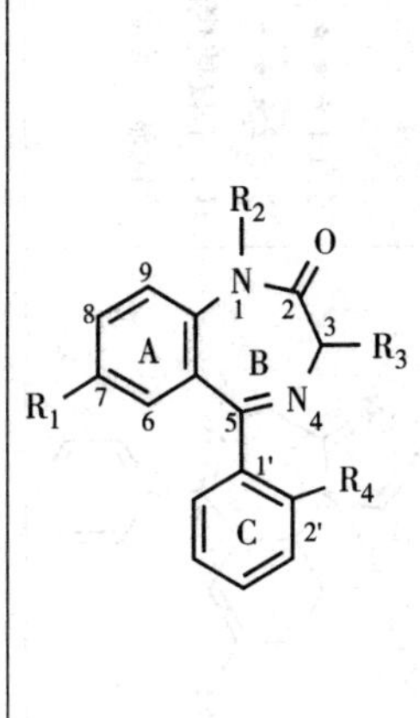
</td><td>①A 环：7 位引入吸电子基团，作用增强，如硝西泮、氯硝西泮</td></tr>
<tr><td>②B 环：3 位引入羟基易于与葡萄糖醛酸结合排出体外，更安全，如奥沙西泮</td></tr>
<tr><td>③C 环：5 位苯环为活性重要基团，其 2′位引入吸电子基团（F、Cl）活性增强，如氟西泮、氟地西泮</td></tr>
<tr><td>④1，2 位并上三唑环使代谢稳定性增加，且提高了与受体的亲和力，活性显著增加，如艾司唑仑、阿普唑仑、三唑仑</td></tr>
</table>

2. 代表药物

代表药物	化学结构	常见考点
地西泮	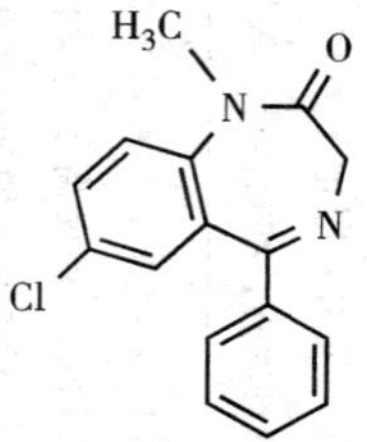 H_3C, O, N, N, Cl	考点1★★★　苯并二氮䓬类镇静催眠药 考点2★★　奥沙西泮为其活性代谢产物
艾司唑仑	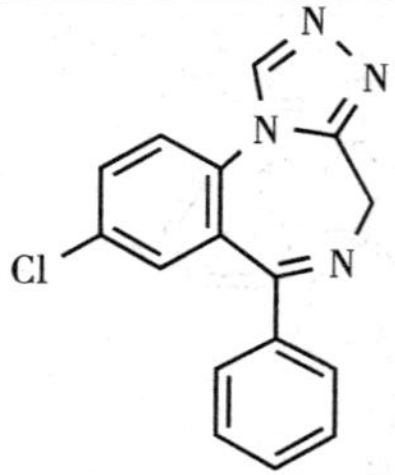 N, N, N, N, Cl	考点1★★★　苯并二氮䓬类镇静催眠药 考点2★★★　在1,4－苯并二氮䓬的1,2位并上三（氮）唑环，不仅使代谢稳定性增加，而且提高了与受体的亲和力，活性显著增加

续表

代表药物	化学结构	常见考点
三唑仑	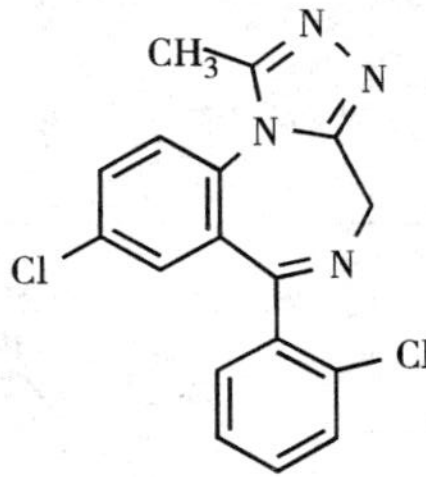	考点1★★★　苯并二氮䓬类镇静催眠药 考点2★★★　含有三氮唑环
唑吡坦	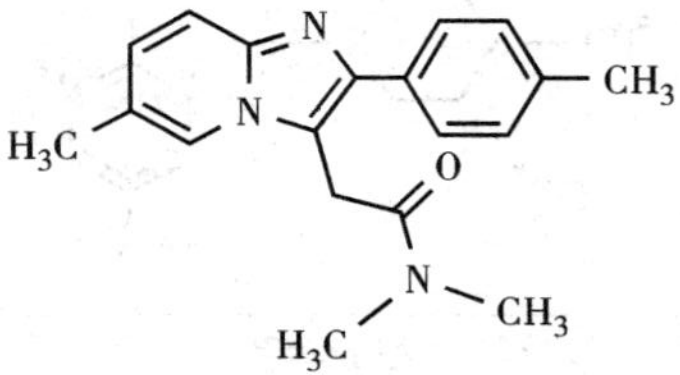	考点1★★★　咪唑并吡啶类，非苯并二氮䓬类镇静催眠药

续表

代表药物	化学结构	常见考点
佐匹克隆	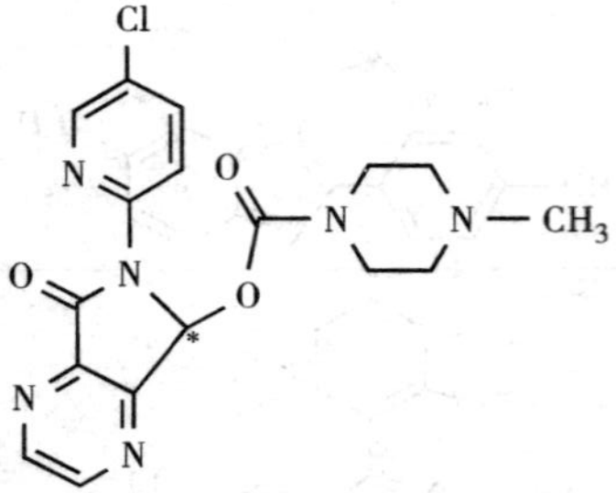	考点1★★★　吡咯酮类镇静催眠药 考点2★★　有一个手性中心，右旋异构体称艾司佐匹克隆，具有很好的短效催眠作用，左旋体无活性且易引起毒副作用

二、抗癫痫药物

1. 巴比妥类药物的性质

考点1★　为5,5－二取代巴比妥类化合物；5位取代基的氧化是巴比妥类药物代谢的主要途径，也是决定药物作用时间长短的因素
考点2★　按作用时间长短将它们分为长、中、短和超短时间（如硫喷妥：2位“O”→“S”，脂溶性高，起效快，持续时间短）四种类型

2. 代表药物

代表药物	化学结构	常见考点
苯巴比妥	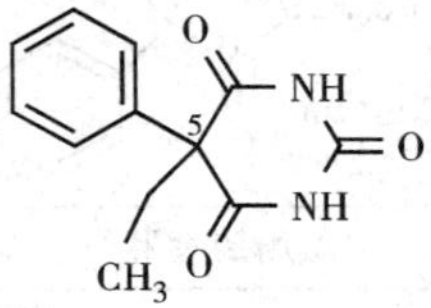 O NH 5 O NH CH_3 O	考点1★★★　巴比妥类（环丙二酰脲类）抗癫痫药物 考点2★　5位为芳烃或饱和烷烃取代时，不易被代谢，易于重吸收

续表

代表药物	化学结构	常见考点
苯妥英钠	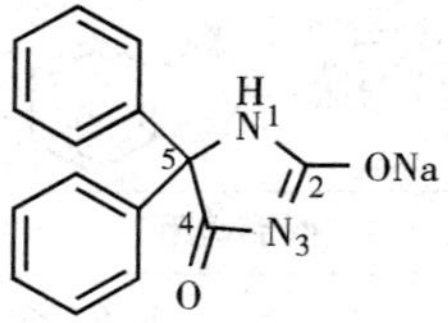	考点1★★★　乙内酰脲类抗癫痫药物 考点2★★★　两个苯环只有一个氧化，代谢产物与葡萄糖醛酸结合排出体外；具有“饱和代谢动力学”的特点，可使代谢酶饱和，易产生毒性反应 考点3★　磷苯妥英钠为磷酸酯类前药，水中溶解度高
卡马西平	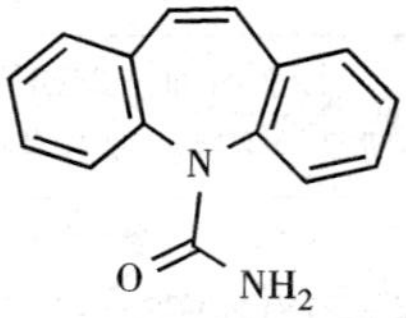	考点1★★★　二苯并氮类䓬类抗癫痫药 考点2★★　卡马西平代谢为活性的环氧卡马西平，再进一步生成无活性的二羟基卡马西平 考点3★　最初用于治疗三叉神经痛，主要用于癫痫的部分性发作或其他全身性发作

续表

代表药物	化学结构	常见考点
奥卡西平	O; N; O; NH_2	考点1★★★　二苯并氮䓬类抗癫痫药 考点2★　为卡马西平的10－酮基衍生物 考点3★　可以阻断脑内电压依赖性的钠通道

三、抗精神病药物

1. 吩噻嗪类构效关系

考点1★★	2位引入吸电子基团，活性增加，如三氟丙嗪
考点2★★	10位N原子常为叔胺，也可为氮杂环（哌嗪最强），如（氟）奋乃静
考点3★★	侧链上的伯醇基可以制备长链脂肪酸酯类前药，如庚氟奋乃静（作用时间延长）

2. 代表药物

代表药物	化学结构	常见考点
氯丙嗪	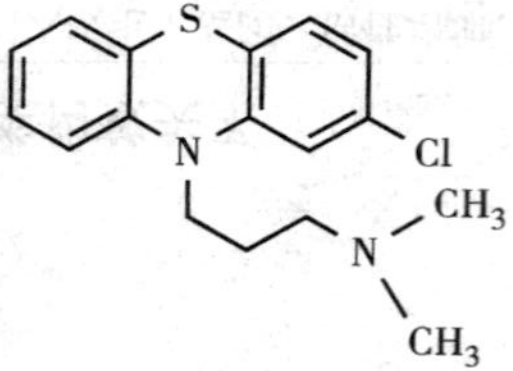 S N Cl N CH_3 CH_3	考点1★★★　吩噻嗪类抗精神病药 考点2★　副作用是锥体外系作用和光毒化过敏反应（遇光会分解，生成自由基并与体内一些蛋白质作用，发生过敏反应）。服用后应尽量减少户外活动，避免日光照射
奋乃静	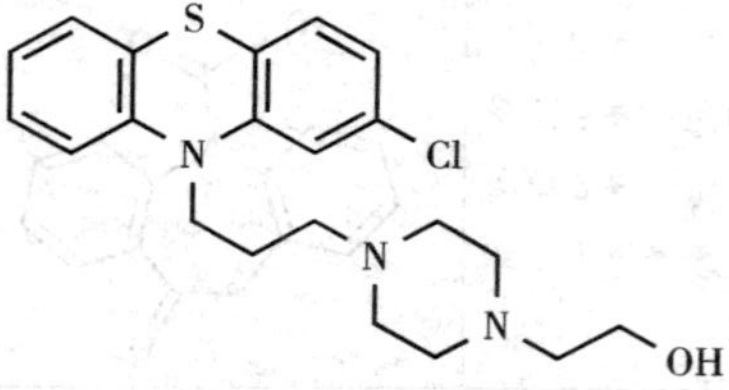 S N Cl N N OH	考点1★★★　吩噻嗪类抗精神病药 考点2★★　含有哌嗪环和伯醇羟基，可制备长链脂肪酸酯类的前药，作用时间延长

续表

代表药物	化学结构	常见考点
氯普噻吨	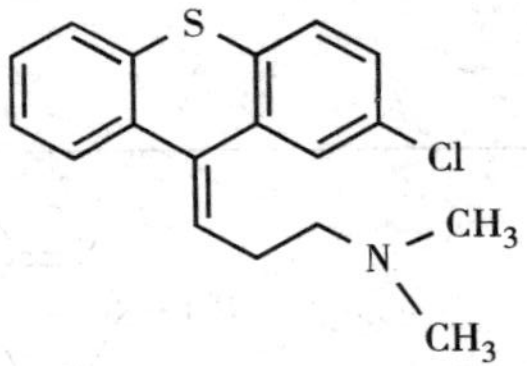	考点1★★　硫杂蒽类（噻吨类）抗精神病药 考点2★　顺式体（*Z* 型或 cis－）活性大于反式体（*E* 型或 trans－）
氯氮平	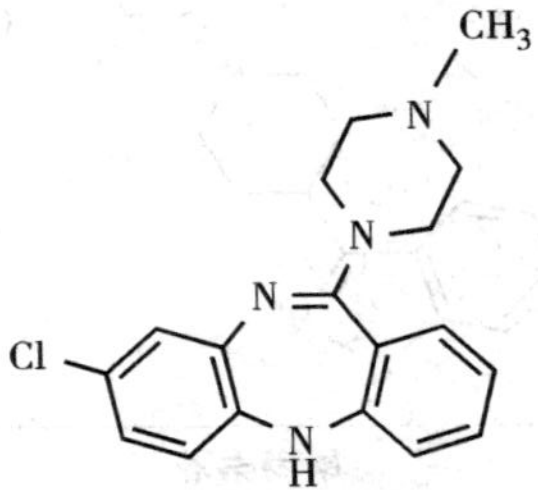	考点1★★★　三环类（二苯并二氮䓬类）抗精神病药 考点2★　有首过效应，生物利用度50%

续表

代表药物	化学结构	常见考点
利培酮	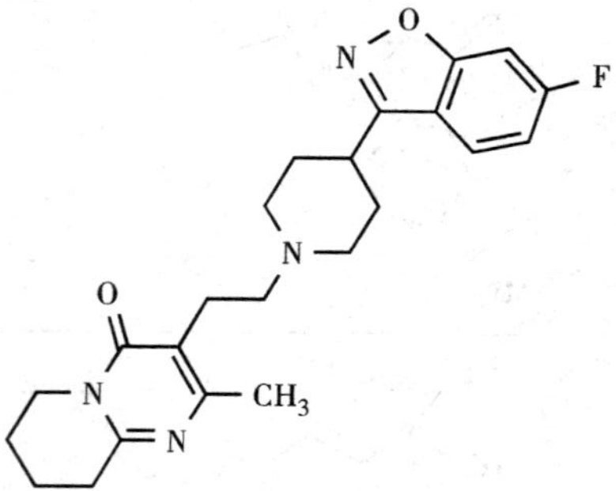	考点 1★★★　运用骈合原理设计的抗精神病药 考点 2★★　代谢生成帕利哌酮和 N－去烃基衍生物，均有活性

四、抗抑郁药

1. 抗抑郁药分类

考点1★　去甲肾上腺素（NE）重摄取抑制剂

丙米嗪、地昔帕明、阿米替林、氯米帕明。

考点2★　选择性5－HT重摄取抑制剂

氟西汀、帕罗西汀、氯/氟伏沙明、舍曲林、（艾司）西酞普兰。

考点3★　NE和5－HT双重重摄取抑制剂

多塞平、文拉法辛。

2. 抗抑郁药的代谢

考点1★★　N－去甲基有活性

丙米嗪、多塞平、氯米帕明、氟西汀、阿米替林、西酞普兰。

考点2★★　O－去甲基有活性

文拉法辛。

考点3★★　不发生去甲基代谢

帕罗西汀。

3. 代表药物

代表药物	化学结构	常见考点
氯米帕明	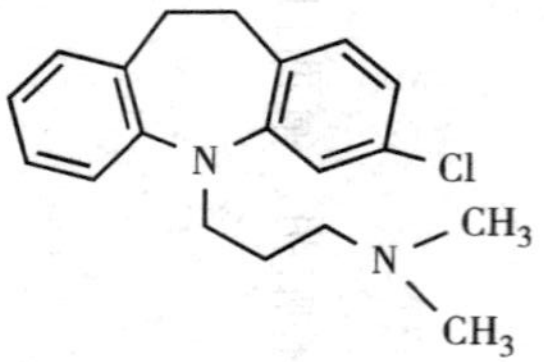	考点1★★★　三环类（二苯并氮䓬类）去甲肾上腺素重摄取抑制剂的抗抑郁药 考点2★　丙米嗪2位引入氯原子 考点3★★　在体内脱甲基生成活性代谢产物去甲氯米帕明
阿米替林	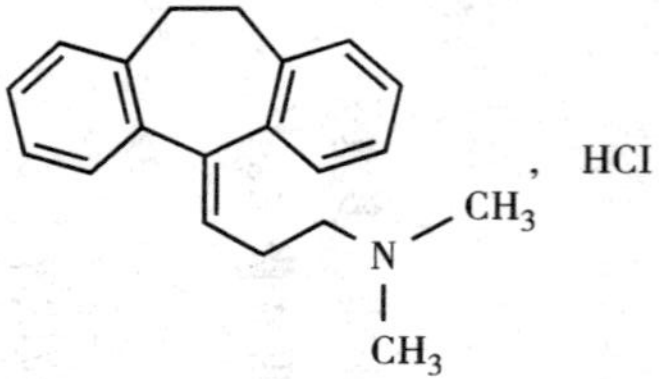	考点1★★★　三环类（二苯并庚二烯类）去甲肾上腺素重摄取抑制剂的抗抑郁药 考点2★　对日光较敏感，易被氧化，需避光保存 考点3★★　活性代谢产物去甲替林

续表

代表药物	化学结构	常见考点
多塞平	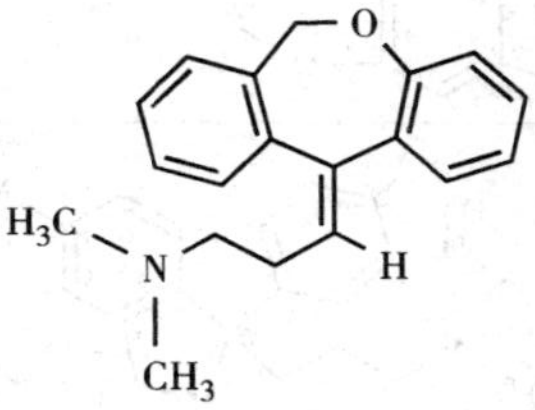	考点1★★★　三环类（二苯并噁嗪类）5－HT重摄取抑制剂 考点2★　两个几何异构体 $E:Z=85:15$，Z 抑制5－HT重摄取活性强，E 抑制去甲肾上腺素NE重摄取活性优
氟西汀	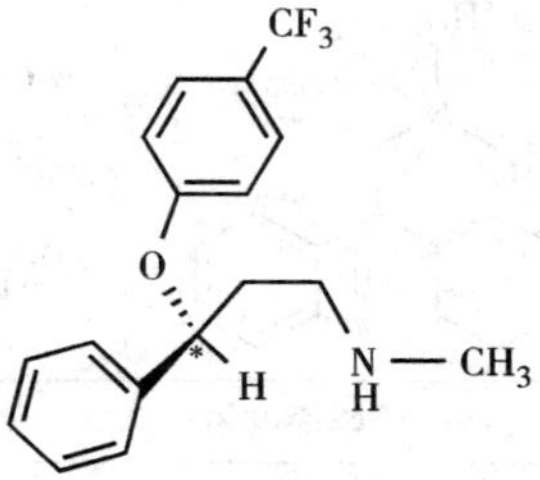	考点1★★★　为5－HT重摄取抑制剂 考点2★　含有一个手性碳，口服生物利用度为100% 考点3★　代谢产物去甲氟西汀，半衰期很长，会产生药物积蓄及排泄缓慢的现象，因此肝病及肾病患者需要考虑用药安全

续表

代表药物	化学结构	常见考点
文拉法辛	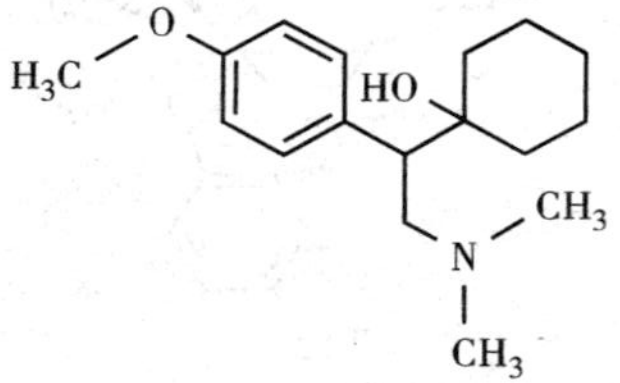	考点1★★★　为5-羟色胺-去甲肾上腺素的重摄取抑制剂 考点2★★　代谢产物O-去甲文拉法辛具有相等活性
西酞普兰	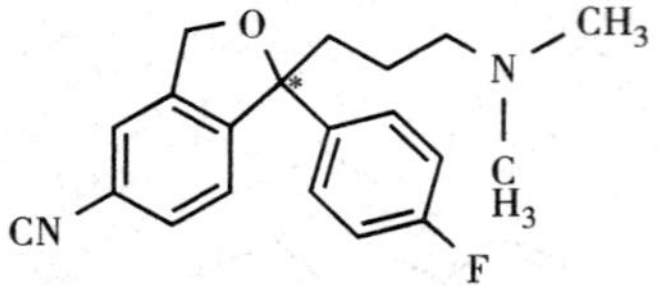	考点1★★★　为5-羟色胺重摄取抑制剂 考点2★★　一个手性碳，S异构体为艾司西酞普兰 考点3★★　代谢物N-去甲基西酞普兰保留50%活性
帕罗西汀	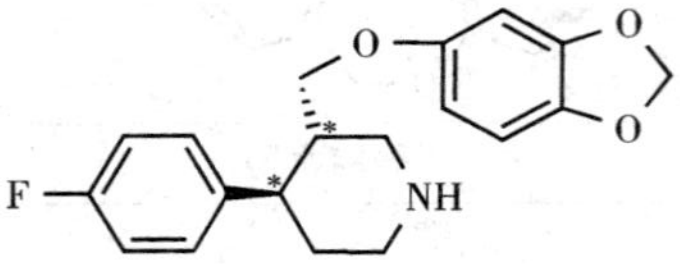	考点1★★★　为5-羟色胺重摄取抑制剂 考点2★　二个手性碳，（3S，4R）-（-）异构体 考点3★　生物利用度不受抗酸药物或食物的影响。因代谢酶具有饱和性而显示出非线性的药代动力学特征

五、镇痛药

概　述

考点1★★　三个结合位点

①一个负离子部位；②一个适合芳环的平坦区；③一个与烃基链相适应的凹槽部位。

考点2★　天然生物碱构效关系

①吗啡3位羟基甲基化得到可待因；②吗啡3位、6位羟基同时酯化得到海洛因；③17位N-甲基被烯丙基取代得到纳洛酮；④6位羟基氧化成酮，得到阿片受体纯激动剂羟考酮，其镇痛作用无封顶效应。

代表药物

代表药物	化学结构	常见考点
吗啡	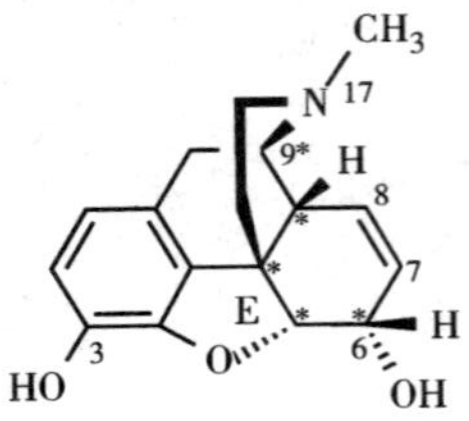	考点1★★★ 天然镇痛药 考点2★ 具有菲环结构，5个稠杂环，5个手性中心 考点3★★ 左旋体有效，氧化生成伪（双）吗啡，脱水生成阿扑吗啡 考点4★ 易与葡萄糖醛酸结合代谢，口服生物利用度低，一般制成注射剂或缓释片
纳洛酮	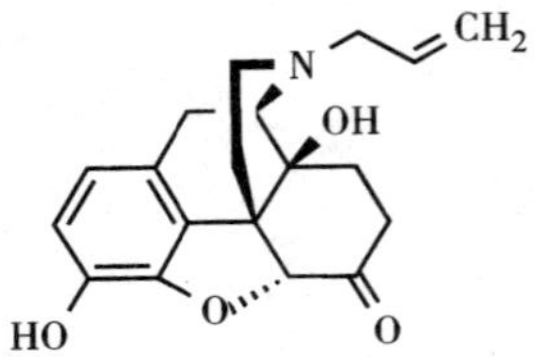	考点1★★★ 吗啡的 *N*－甲基被烯丙基取代，成为阿片（吗啡）受体的拮抗剂 考点2★★★ 用于吗啡过量的解毒剂

续表

代表药物	化学结构	常见考点
哌替啶	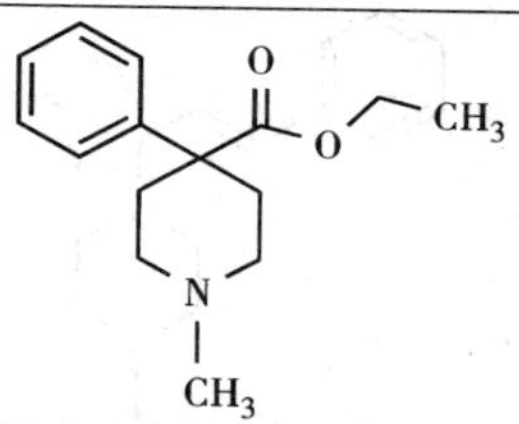	考点1★★★　为4-苯基哌啶类全合成镇痛药 考点2★　结构中含有酯键，代谢为去甲哌替啶酸、去甲哌替啶（易蓄积产生中枢毒性，引发癫痫）和哌替啶酸，均无活性
芬太尼	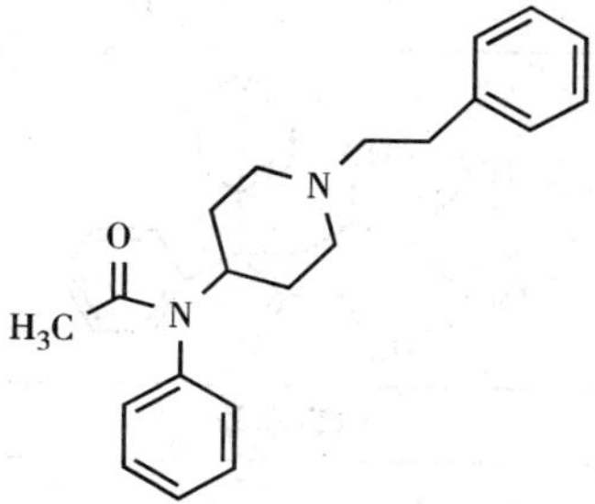	考点1★★★　为4-苯胺基哌啶类全合成镇痛药 考点2★　效力强（吗啡的80~100倍），亲脂性高，易通过血脑屏障，起效快，作用时间短

续表

代表药物	化学结构	常见考点
美沙酮	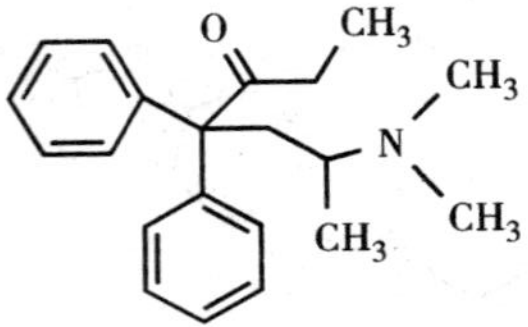 [chemical structure: O, CH_3, CH_3, N, CH_3, CH_3]	考点1★★★　氨基酮类全合成镇痛药 考点2★　为高度柔性的开链吗啡类似物，左旋体作用强，药用其外消旋体
布桂嗪	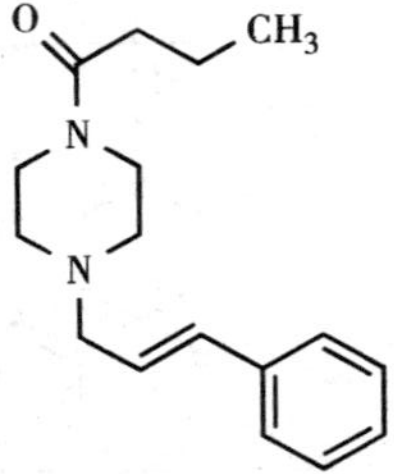 [chemical structure: O, CH_3, N, N]	考点1★★★　含有哌嗪环的阿片受体激动－拮抗剂 考点2★　作用比吗啡弱，显效快，有耐受性和成瘾性，不可滥用

续表

代表药物	化学结构	常见考点
曲马多	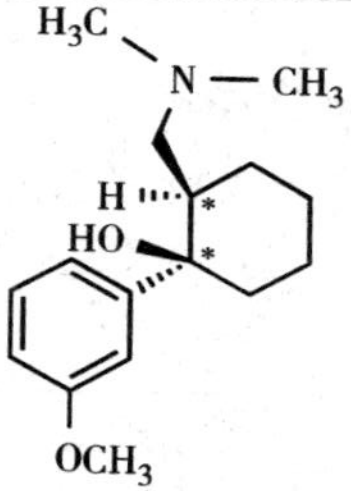 H_3C N — CH_3 H HO * * OCH_3 ，HCl	考点1★★　微弱的μ阿片受体激动剂 考点2★　药用外消旋体；左旋体（-）是去甲肾上腺素重摄取抑制剂和α_2受体激动剂，右旋体（+）抑制5-HT重摄取，镇痛作用得益于两者的协同性及互补性 考点3★★　代谢为*O*-脱甲基曲马多镇痛作用增强，呼吸抑制和成瘾性小 考点4★★　含有两个手性中心

第二节　解热、镇痛、抗炎药及抗痛风药

代表药物	化学结构	常见考点
阿司匹林	O OH O CH_3 O	考点1★★★　水杨酸类解热、镇痛、抗炎药物 考点2★★★　抑制环氧化酶（COX），影响前列腺素合成 考点3★★　抑制血小板凝聚和防止血栓形成 考点4★　含有酯键，可水解产生酚羟基，久置氧化变色
对乙酰氨基酚	HO O N H CH_3	考点1★★★　乙酰苯胺类解热、镇痛、抗炎药物 考点2★　杂质对氨基酚毒性大，可被氧化变色 考点3★★★　体内代谢为对肝有毒害的N－羟基衍生物，还可转化为乙酰亚胺醌（是产生肾毒性和肝毒性的主要原因）；误服对乙酰氨基酚，应服用含有巯基结构的药物如谷胱甘肽或乙酰半胱氨酸解毒 考点4★★　与抗凝血药合用时可增强抗凝血作用，应调整抗凝血药的剂量

续表

代表药物	化学结构	常见考点
吲哚美辛	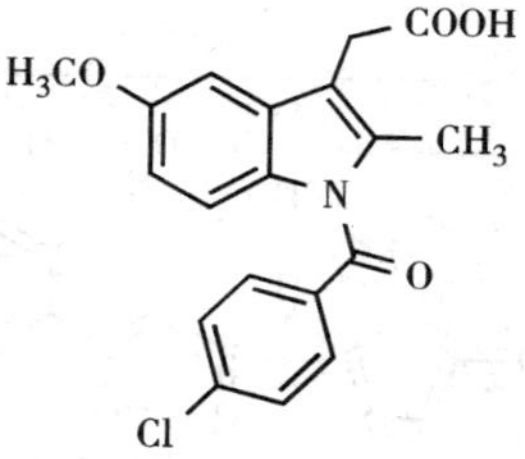 H_3CO　COOH　CH_3　N　O　Cl	考点1★★★　芳基乙酸类非甾体抗炎药 考点2★　空气中稳定，对光敏感；2位甲基可产生立体排斥作用，加强了与受体的作用；3位乙酸基的酸性与活性成正相关；5位取代的甲氧基可有效防止该药的代谢 考点3★★★　含有吲哚环
双氯芬酸	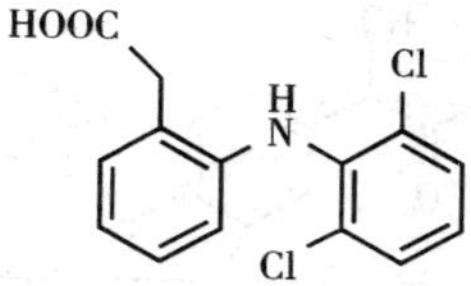 HOOC　H N　Cl　Cl	考点1★★★　芳基乙酸类非甾体抗炎药 考点2★　不良反应少，且在非甾体药物中剂量最小 考点3★　两个苯环非共平面，此种结构有利于非甾体抗炎药与环氧酶的活性部分结合

续表

代表药物	化学结构	常见考点
布洛芬	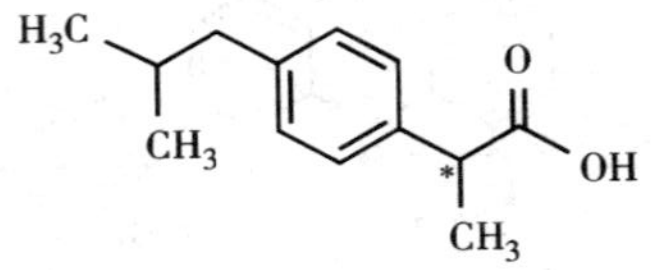	考点1★★★　芳基丙酸类非甾体抗炎药 考点2★★　含有一个手性碳，（S）异构体活性比（R）异构体强，但（R）异构体在体内可转化为（S）异构体
美洛昔康	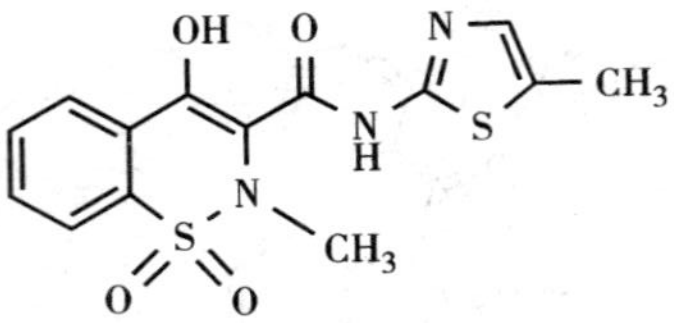	考点1★★★　为1,2－苯并噻嗪类（昔康类）非甾体抗炎药 考点2★★　含有酸性的烯醇结构（药效团） 考点3★★　选择作用于环氧酶－2（COX－2），抗炎作用强，几乎无胃肠道副作用

续表

代表药物	化学结构	常见考点
塞来昔布	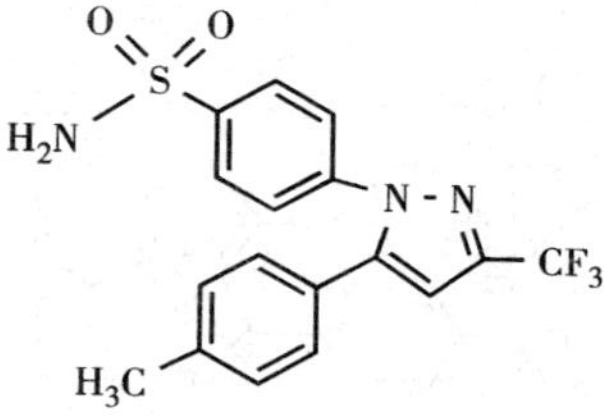	考点1★★★　选择性的 COX－2 抑制剂（昔布）的非甾体抗炎药 考点2★★★　该类药物近年来发现有增大心血管事件的风险 考点3★　含有吡唑环、氨磺酰基
秋水仙碱	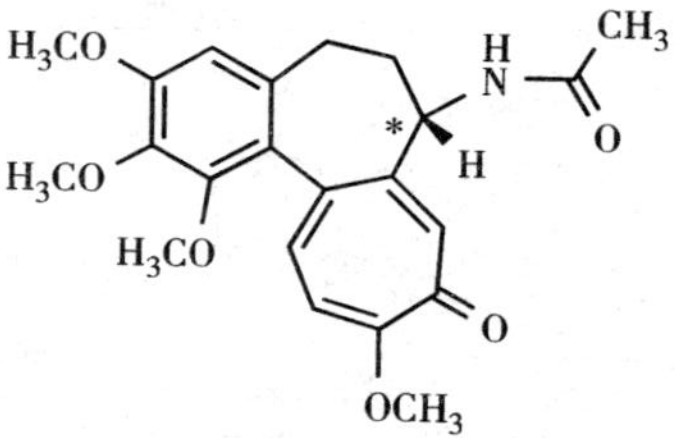	考点1★★★　天然生物碱的抗痛风药 考点2★★　控制尿酸盐对关节造成的炎症，有抗肿瘤作用 考点3★　具有骨髓抑制，胃肠道反应是严重中毒的前兆，出现症状应立即停药；口服比静脉注射的安全性高，不良反应与剂量大小有明显相关性

续表

代表药物	化学结构	常见考点
别嘌醇	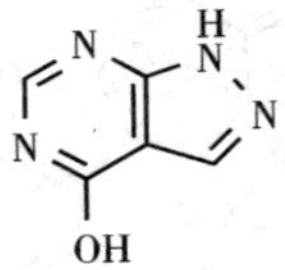	考点1★★★　抑制黄嘌呤氧化酶来抑制尿酸生物合成的抗痛风药 考点2★　代谢为有活性的别黄嘌呤 考点3★　适用于原发性和继发性高尿酸血症
苯溴马隆	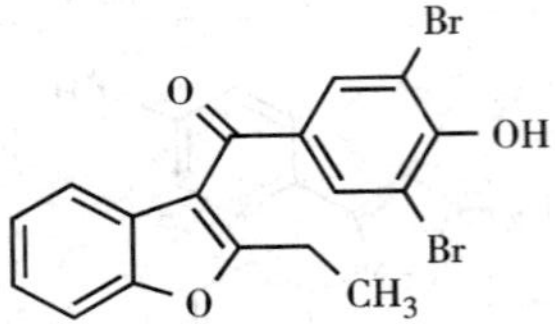	考点1★★★　促尿酸排泄的抗痛风药 考点2★★　抑制肾小管对尿酸的重吸收 考点3★★　结构中含有苯并呋喃类

第三节 呼吸系统疾病用药

一、镇咳药

代表药物	化学结构	常见考点
可待因	CH_3 N O CH_3O OH	考点1★★★ 吗啡的3位甲醚化的中枢性镇咳药 考点2★★★ 作用于阿片受体 考点3★★ 体内可代谢为吗啡，有成瘾性，按麻醉药品管理

续表

代表药物	化学结构	常见考点
右美沙芬	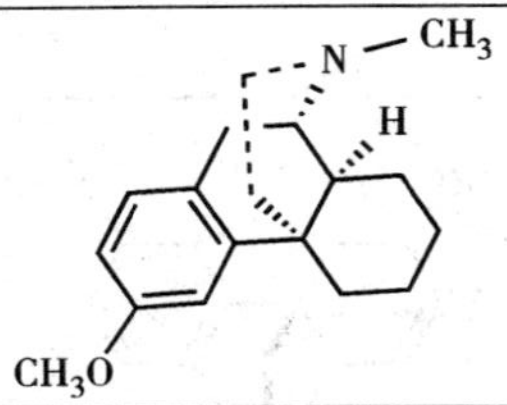 $N-CH_3$，H，CH_3O	考点1★★★　苯吗喃结构的中枢性镇咳药 考点2★　治疗干咳，无镇痛作用；左旋美沙芬无镇咳作用，有镇痛作用 考点3★　由肾脏排泄，包括原形物和脱甲基代谢物

二、祛痰药

代表药物	化学结构	常见考点
溴己新	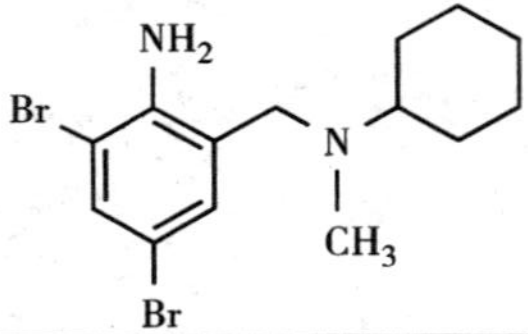 NH_2，Br，Br，N，CH_3	考点1★★★　黏痰溶解剂的祛痰药 考点2★★　口服易吸收，体内代谢为环己烷羟基化、N－去甲基化的活性代谢物氨溴索

续表

代表药物	化学结构	常见考点
氨溴索	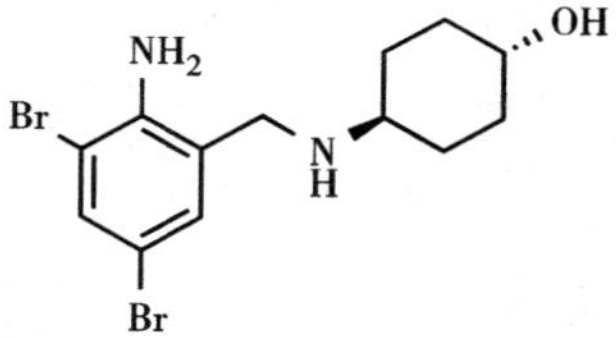	考点1★★★　黏痰溶解剂的祛痰药 考点2★★　为溴己新的活性代谢物，即环己烷羟基化 考点3★　有一定的镇咳作用
乙酰半胱氨酸	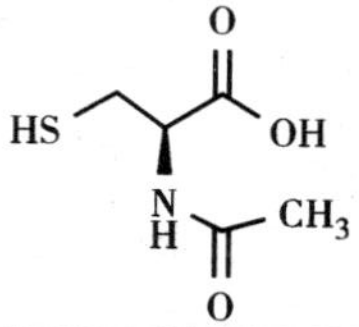	考点1★★★　谷胱甘肽类似物的祛痰药，具有较强的黏液溶解作用 考点2★★★　含有游离的巯基（-SH），可用于对乙酰氨基酚过量中毒解救，易被氧化，应避光保存，不应接触金属 考点3★　与两性霉素、氨苄西林等抗生素有配伍禁忌
羧甲司坦	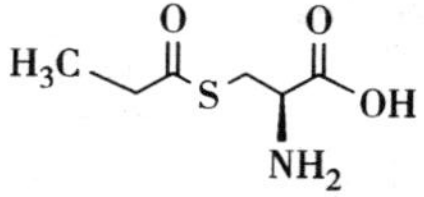	考点1★★★　半胱氨酸类似物的祛痰药 考点2★　巯基不是游离的，作用机制与乙酰半胱氨酸不同

三、平喘药

概　述

考点1★★　β_2受体激动剂的构效关系

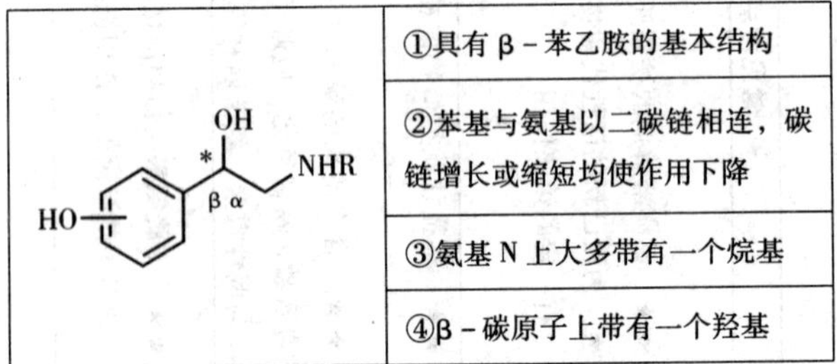

（见图）	①具有β－苯乙胺的基本结构
	②苯基与氨基以二碳链相连，碳链增长或缩短均使作用下降
	③氨基N上大多带有一个烷基
	④β－碳原子上带有一个羟基

代表药物

代表药物	化学结构	常见考点
沙丁胺醇	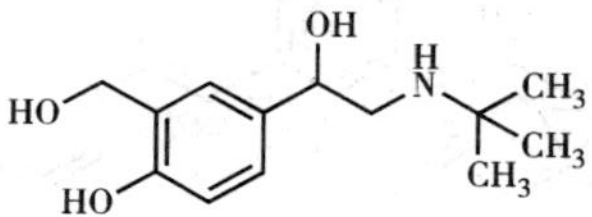 HO, HO, OH, H N, CH_3, CH_3, CH_3	考点1★★★　选择性激动 β_2 受体的平喘药 考点2★　有一个手性碳原子，R－对 β_2 受体的亲和力较大，S－右旋体代谢慢，对气管副作用高；药用外消旋体
沙美特罗	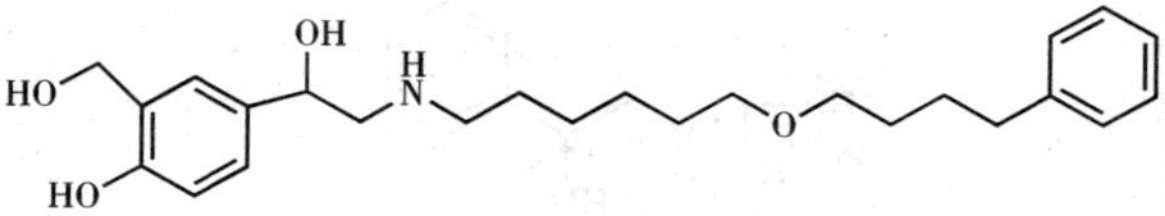 HO, HO, OH, H N, O	考点1★★★　为长链长效的 β_2 受体激动剂的平喘药

续表

代表药物	化学结构	常见考点
特布他林		考点 1★★★　β_2受体激动剂的平喘药 考点 2★★　为间苯二酚衍生物，属于非儿茶酚类，不受 COMT、MAO 等影响，可口服，作用持久
孟鲁司特		考点 1★★★　选择性白三烯受体拮抗剂的平喘药 考点 2★　口服吸收完全，几乎完全被代谢，并全部从胆汁排泄

续表

代表药物	化学结构	常见考点
色甘酸钠	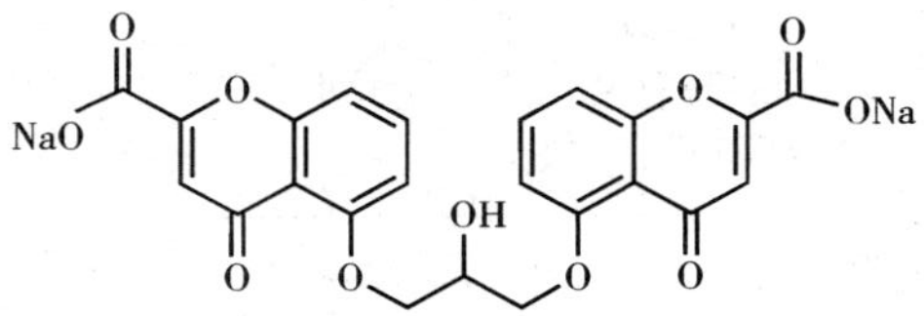 NaO, O, O, O, OH, O, O, O, O, ONa	考点1★★★ 肥大细胞的稳定剂的平喘药 考点2★ 采用气雾剂；预防支气管哮喘；原形排出，体内无蓄积 考点3★★ 含有凯琳结构的苯并吡喃的双色酮
噻托溴铵	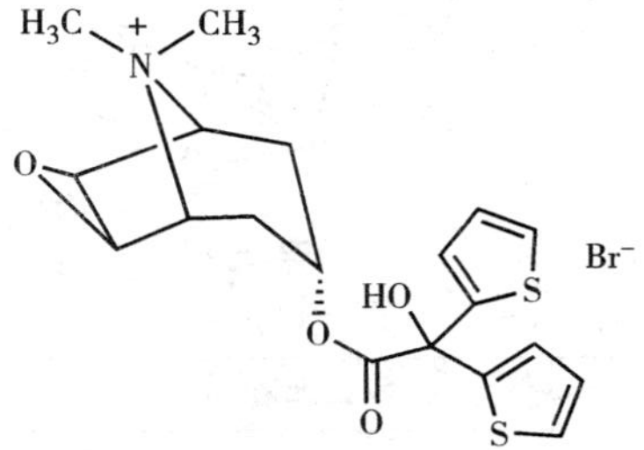 H_3C, +, CH_3, N, O, HO, O, O, S, S, Br^-	考点1★★★ 东莨菪碱季铵化得到的外周M胆碱受体拮抗剂，中枢作用弱 考点2★★★ 将托品酸改造为二噻酚羟基乙酸得到的衍生物

续表

代表药物	化学结构	常见考点
异丙托溴铵	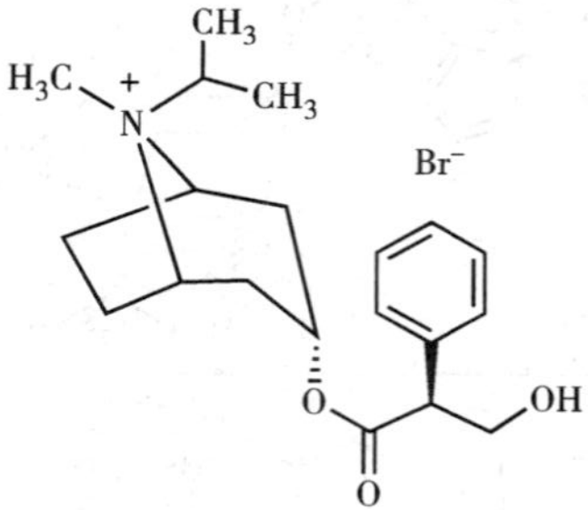	考点1★★★ 为阿托品的季铵化得到的外周M胆碱受体拮抗剂，中枢作用弱
丙酸倍氯米松	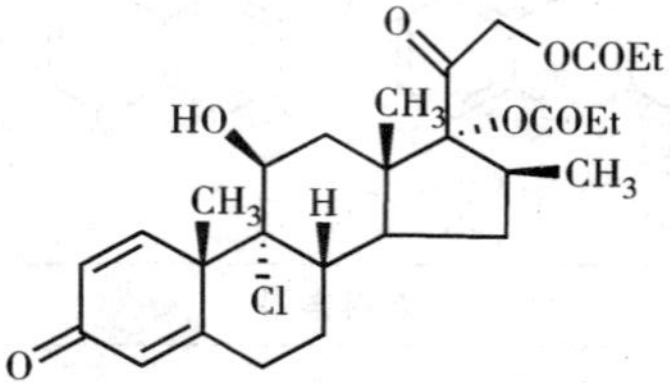	考点1★★★ 肾上腺（糖）皮质激素 考点2★★ 含有甾体结构 考点3★ 体内酶水解成有一定活性的单丙酸酯，再水解为没有活性的倍氯米松，不是前药；气雾剂用于哮喘

续表

代表药物	化学结构	常见考点
丙酸氟替卡松	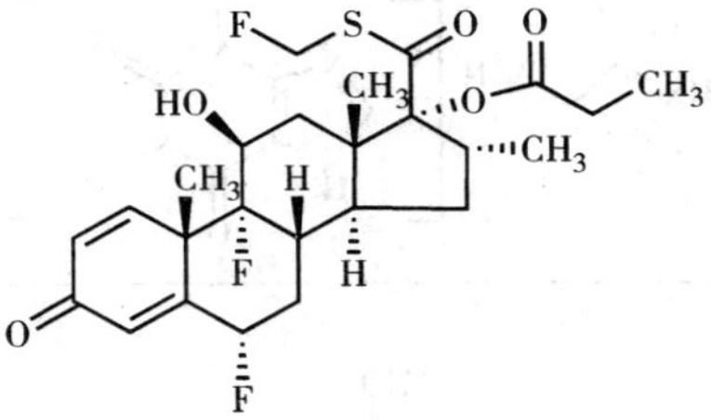	考点1★★★ 肾上腺（糖）皮质激素 考点2★★★ 为17位β羧酸的衍生物；β羧酸酯衍生物有活性，β羧酸无活性，体内水解失活，使其具有气道局部较高的抗炎活性和较少的全身副作用 考点3★ 治疗哮喘的吸入药物
布地奈德	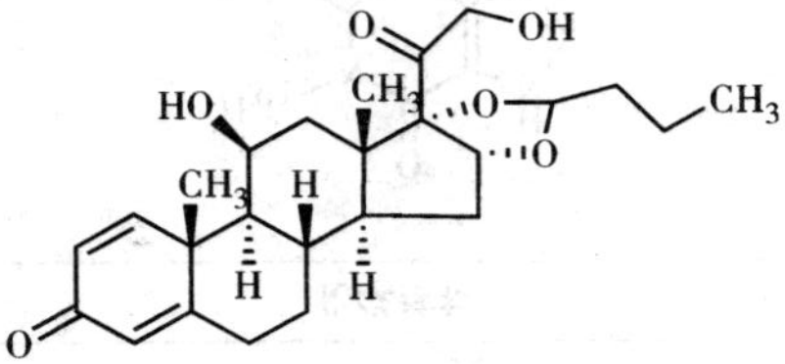	考点1★★★ 肾上腺（糖）皮质激素

续表

代表药物	化学结构	常见考点
茶碱	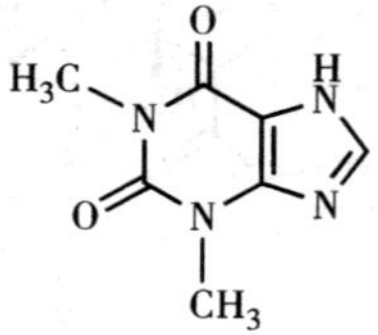	考点1★★★　磷酸二酯酶抑制剂类平喘药 考点2★　黄嘌呤衍生物，结构与咖啡因相似 考点3★　有效血药浓度与中毒血药浓度相差不大，应监测血药浓度
氨茶碱	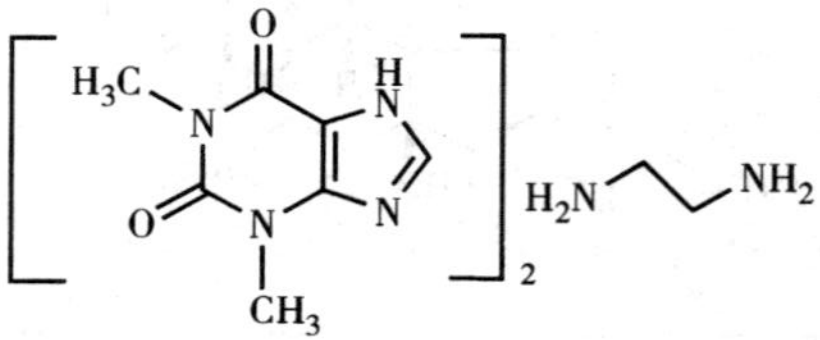	考点1★★★　磷酸二酯酶抑制剂类平喘药 考点2★　为茶碱与乙二胺的复盐，水溶性增加，可以注射

第四节　消化系统疾病用药

一、抗溃疡药

概　述

考点1★　组胺H_2受体阻断剂的构效关系	氢键键合极性药效团——柔性链——碱性芳核药效团 两个药效团：碱性的芳环（与受体上谷氨酸残基阴离子结合）、平面的极性基团（与受体发生氢键键合作用）
考点2★　质子泵抑制剂的基本结构	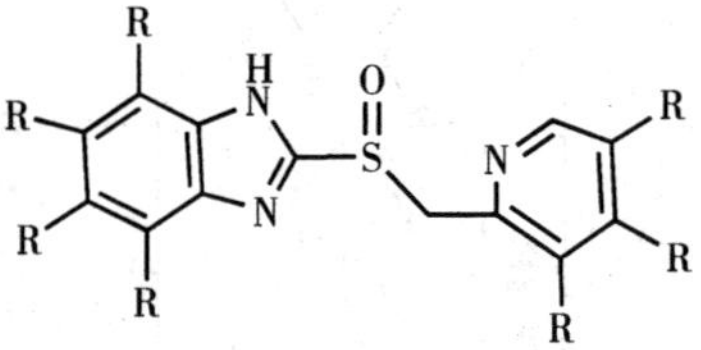 吡啶环、亚磺酰基（手性硫原子）、苯并咪唑环三部分组成

代表药物

代表药物	化学结构	常见考点
雷尼替丁	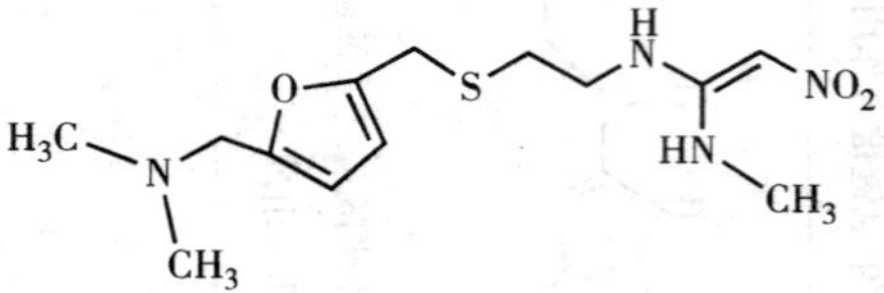	考点1★★★　为呋喃类组胺 H_2受体阻断剂 考点2★　用于治疗溃疡病，口服50%发生首过效应，药用反式体，顺式体无活性 考点3★★★　含有硫醚的四原子链
西咪替丁	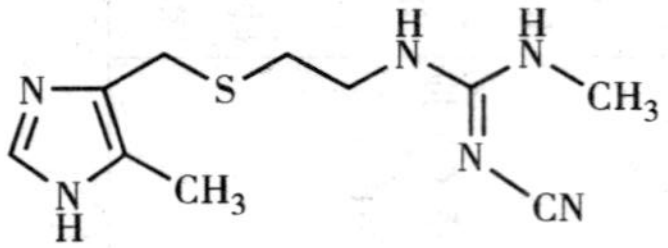	考点1★★★　为咪唑类组胺 H_2受体阻断剂 考点2★　极性大，有首过效应，口服生物利用度50% 考点3★　代谢物为硫氧化物和咪唑环上甲基被氧化为羟甲基化合物 考点4★★★　含有硫醚的四原子链

续表

代表药物	化学结构	常见考点
奥美拉唑	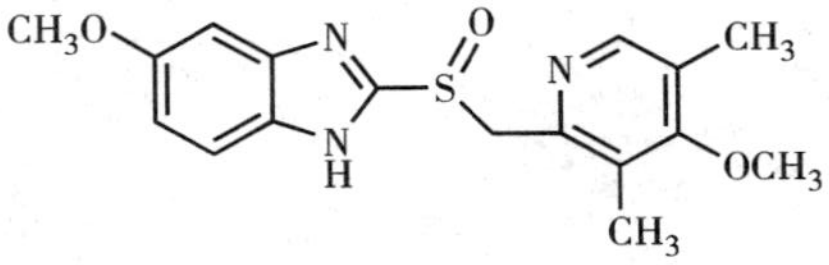 CH_3O, N, N H, S, O, N, CH_3, OCH_3, CH_3	考点1★★★　质子泵（H^+/K^+ - ATP 酶）不可逆抑制剂 考点2★★　前药，体内代谢过程称为前药循环 考点3★★★　含有亚砜基（亚磺酰基），具有光学活性，异构体疗效一致，临床用其外消旋体
埃索美拉唑	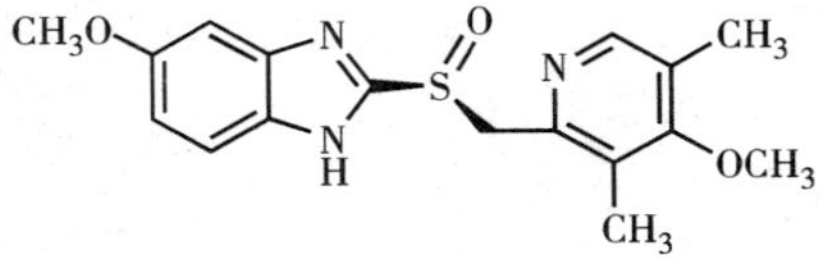 CH_3O, N, N H, S, O, N, CH_3, OCH_3, CH_3	考点1★★★　质子泵（H^+/K^+ - ATP 酶）不可逆抑制剂 考点2★★★　奥美拉唑的 S -（-）- 异构体 考点3★★　在体内清除率低（代谢慢），镁盐可口服，钠盐可制成注射剂，作用时间、疗效、稳定性都优

二、解痉药

概 述

考点1★ 莨菪生物碱类解痉药的构效关系

①分子中含有（S）-莨菪酸（托品酸）与莨菪醇（托品醇）所成的酯。

②托品醇部分有3个手性碳原子，由于分子结构的对称性而无旋光性，为内消旋物。

③托品醇有船式和椅式两种稳定构象。

代表药物

代表药物	化学结构	常见考点
阿托品	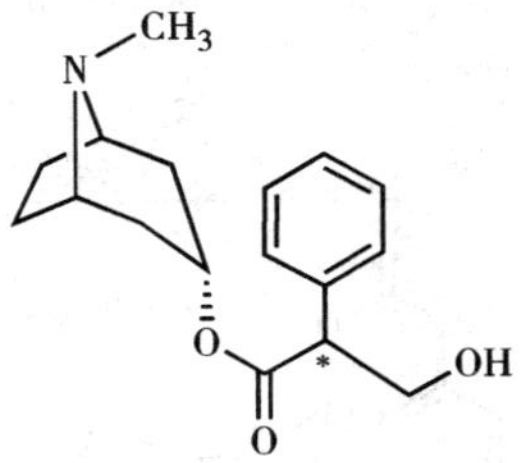 $N-CH_3$; O; * ; OH; O	考点1★★★　为6,7位无取代基的莨菪生物碱类抗M胆碱药 考点2★★　可解除平滑肌痉挛 考点3★　具有手性碳，临床使用外消旋体 考点4★★　酯键碱性水解为消旋莨菪酸和莨菪醇

续表

代表药物	化学结构	常见考点
东莨菪碱	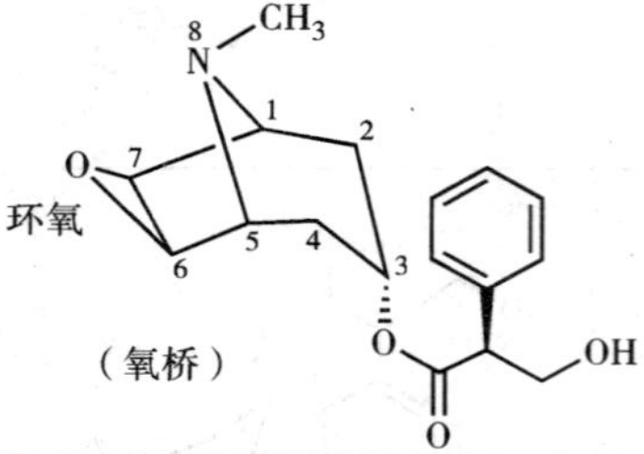 环氧（氧桥）	考点1★★★　为6,7位间含有β-取向的氧桥基团的M胆碱受体拮抗剂 考点2★★★　含有环氧结构，脂溶性大，是莨菪碱中中枢作用最强的
山莨菪碱	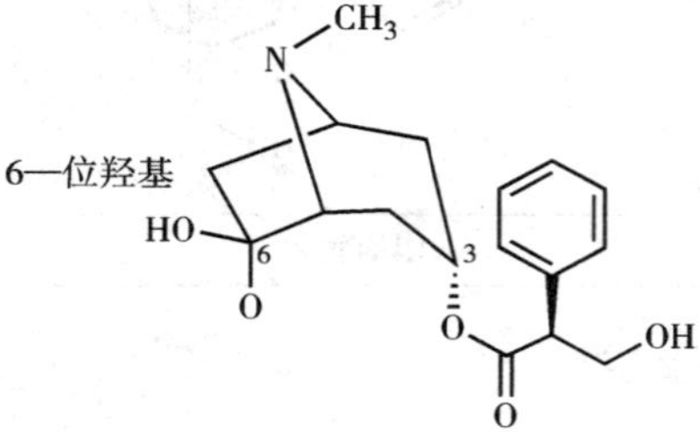 6—位羟基	考点1★★★　为6位含有β-取向羟基的M胆碱受体拮抗剂 考点2★★★　极少有中枢兴奋作用（因6-OH使极性增加，难透过血脑屏障） 考点3★★　天然品称654-1，具左旋性；合成品称654-2，为外消旋体

三、促胃肠动力药

代表药物	化学结构	常见考点
甲氧氯普胺	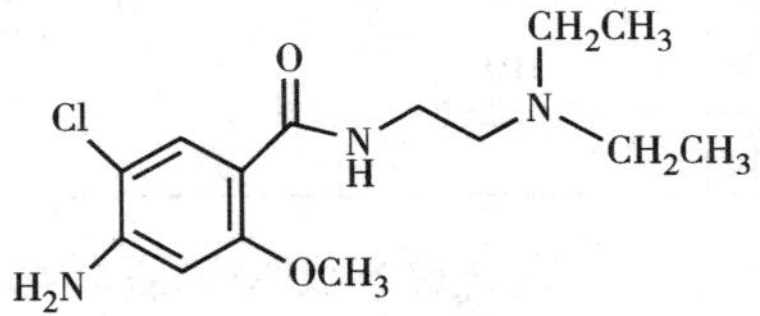	考点1★★★　苯甲酰胺类中枢性和外周性多巴胺 D_2 受体拮抗剂 考点2★　具有促动力作用和止吐的作用 考点3★　结构与普鲁卡因胺类似，有中枢神经系统的副作用（如锥体外系症状），常见倦怠和嗜睡
多潘立酮	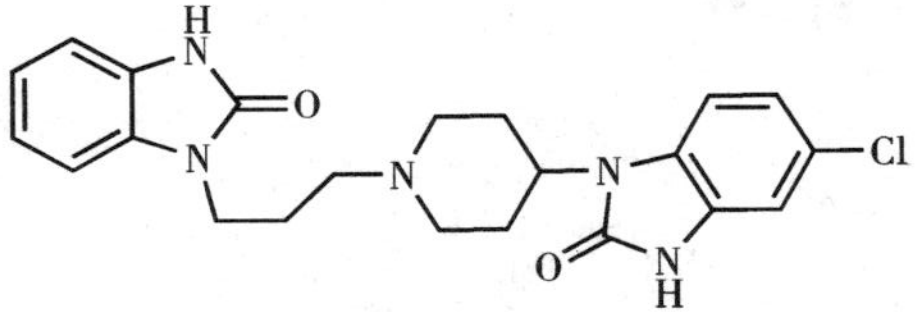	考点1★★★　外周性多巴胺 D_2 受体拮抗剂的促胃动力药 考点2★　含有苯并咪唑酮环 考点3★　极性大，不能通过血脑屏障，中枢神经系统的副作用小

第五节　循环系统疾病用药

一、抗心律失常药

概　述

考点1★★　β受体拮抗剂的构效关系

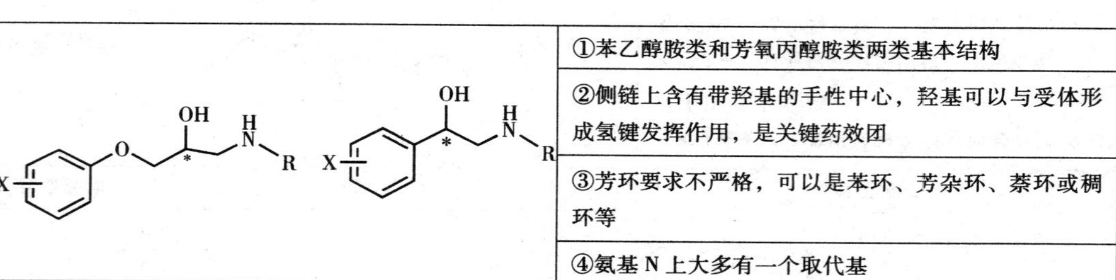	①苯乙醇胺类和芳氧丙醇胺类两类基本结构
	②侧链上含有带羟基的手性中心，羟基可以与受体形成氢键发挥作用，是关键药效团
	③芳环要求不严格，可以是苯环、芳杂环、萘环或稠环等
	④氨基N上大多有一个取代基

代表药物

代表药物	化学结构	常见考点
美西律		考点1★★★　钠通道阻滞剂，ⅠB类抗心律失常药，还具有局部麻醉作用 考点2★　结构与利多卡因相似，以醚键代替利多卡因的酰胺键 考点3★　中毒血药浓度与有效血药浓度相近，需监测血药浓度；需测定尿pH
普罗帕酮		考点1★★★　钠通道阻滞剂，IC类抗心律失常药 考点2★★★　结构与β受体拮抗剂相似，具有苯氧丙醇胺结构，有β受体拮抗作用 考点3★　有一个手性C原子，R、S对映体都有钠通道阻滞作用，但药效学和药代动力学方面存在差异 考点4★　代谢物5－羟基普罗帕酮和N－去丙基普罗帕酮均有生理活性

续表

代表药物	化学结构	常见考点
胺碘酮	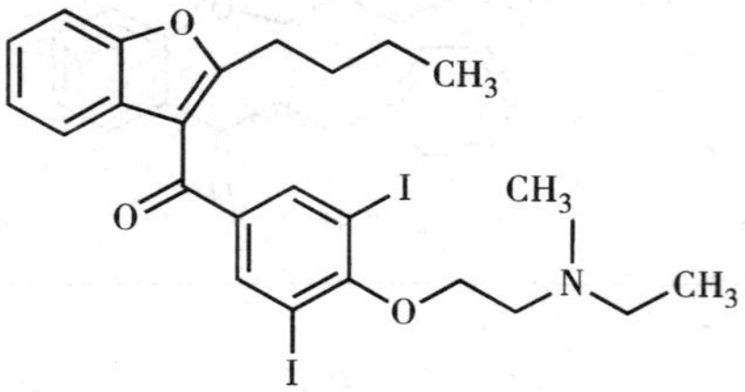	考点1★★★　钾通道阻滞剂，抗心律失常药物 考点2★　选择性扩张冠状血管，其代谢物N－脱乙基胺碘酮也具有活性 考点3★★★　结构与甲状腺素类似，含有碘原子，可影响甲状腺素代谢；长期使用易于体内蓄积，导致心律失常
普萘洛尔	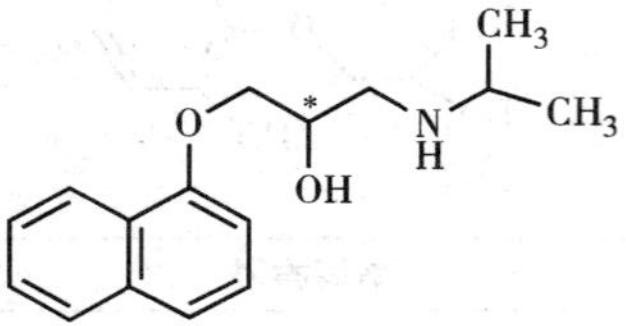	考点1★★★　含有萘环的非选择性芳氧丙醇胺类β受体阻断剂 考点2★★　含一个手性C，S（－）＞R（＋），药用外消旋体，脂溶性大，易产生中枢效应 考点3★　在肝脏代谢，肝损伤者慎用

续表

代表药物	化学结构	常见考点
美托洛尔	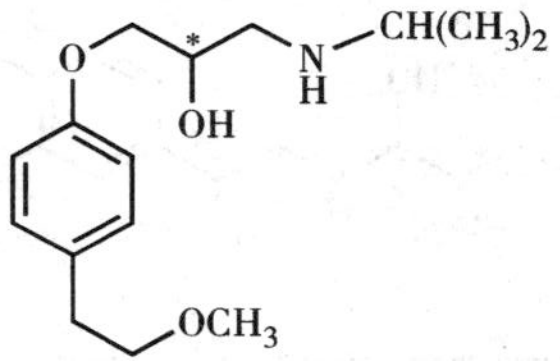	考点 1★★★　芳氧丙醇胺类选择性 β_1 受体阻断剂 考点 2★　有轻度局部麻醉作用
倍他洛尔	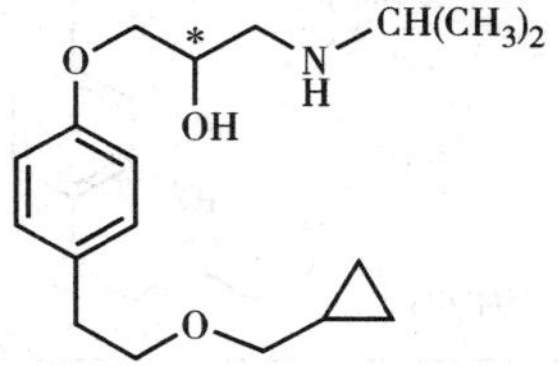	考点 1★★★　芳氧丙醇胺类选择性 β_1 受体阻断剂 考点 2★　脂溶性大，口服易于吸收，无首过效应，生物利用度高

续表

代表药物	化学结构	常见考点
比索洛尔	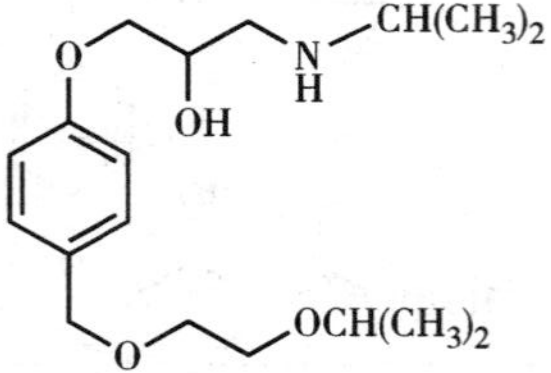	考点1★★★　芳氧丙醇胺类高选择性 β_1 受体拮抗剂 考点2★　超出治疗剂量时仍具有 β_1 受体选择性，无明显的负性肌力效应
拉贝洛尔	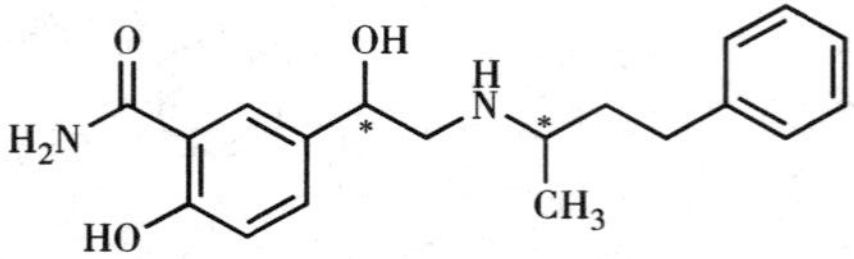	考点1★★★　苯乙醇胺类 α_1、β_1 和 β_2 拮抗活性的抗高血压药物 考点2★★　分子结构中含有两个手性碳原子，临床使用4个异构体的外消旋体；R，R 构型为地来洛尔，上市后由于肝脏毒性从市汤撤销

二、抗心绞痛药

概 述

考点1★★ 1,4-二氢吡啶类钙通道阻滞剂构效关系

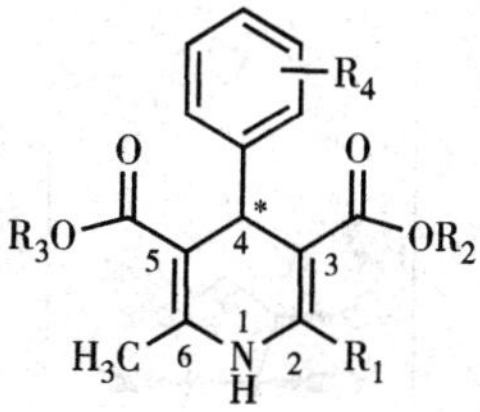	①1,4-二氢吡啶环是必需药效团，N1上不宜带有取代基
	②大多药物C2、C6位上的取代基都为甲基，氨氯地平例外（$R_1=-CH_2OCH_2CH_2NH_2$）
	③C3、C5位上一般为羧酸酯，当R_2和R_3不同时，C4位的C原子将成为手性碳，光学异构体活性有差异
	④C4位常为苯环，含有硝基时遇光极不稳定，分子内发生歧化反应，降解产生亚硝基苯吡啶衍生物（对人体有害）和硝基苯吡啶衍生物，生产、贮存应避光

代表药物

代表药物	化学结构	常见考点
硝酸甘油	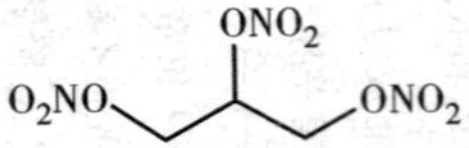 O_2NO，ONO_2，ONO_2	考点1★★★　硝酸酯类亢心绞痛药 考点2★　舌下含化，有耐受性，有爆炸性，不宜以纯品形式放置或运输 考点3★　发生耐受性可能与“硝酸酯受体”中巯基被耗竭有关，硫化物还原剂能反转耐受现象
硝酸异山梨酯	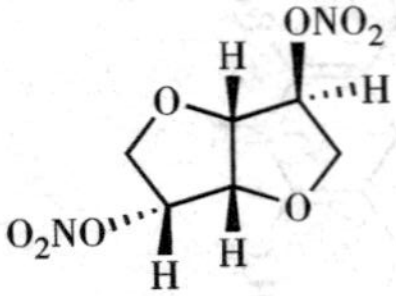 ONO_2，H，H，O，O，O_2NO，H，H	考点1★★★　硝酸酯类抗心绞痛药 考点2★　脂溶性大，易透过血脑屏障 考点3★★　体内很快代谢为2－单硝酸异山梨醇酯和5－硝酸异山梨醇酯，均有活性

续表

代表药物	化学结构	常见考点
单硝酸异山梨酯	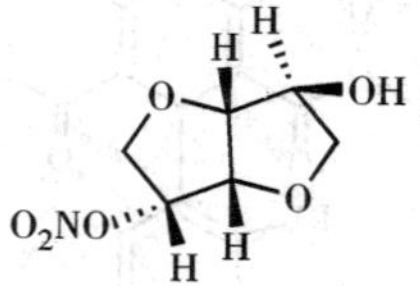 O_2NO, O, H, H, OH, H, O, H	考点1★★★　硝酸酯类抗心绞痛药 考点2★　硝酸异山梨酯在体内的代谢产物，水溶性增大，中枢副作用降低
硝苯地平	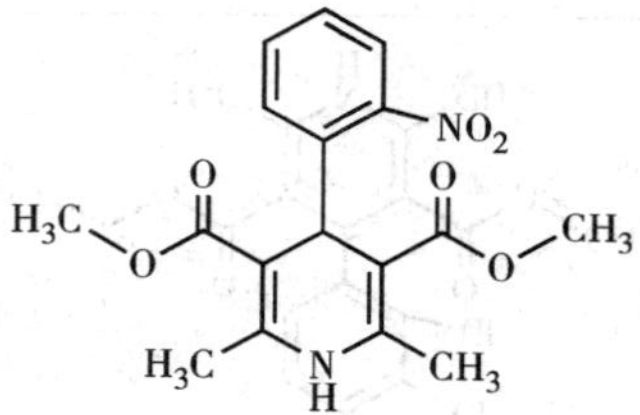 NO_2, O, O, H_3C, O, O, CH_3, H_3C, N, H, CH_3	考点1★★★　含有对称结构的1,4－二氢吡啶类钙通道阻滞剂，治疗高血压、心绞痛 考点3★★★　不含手性碳 考点2★　经肝脏代谢，80%由肾脏排出

续表

代表药物	化学结构	常见考点
非洛地平	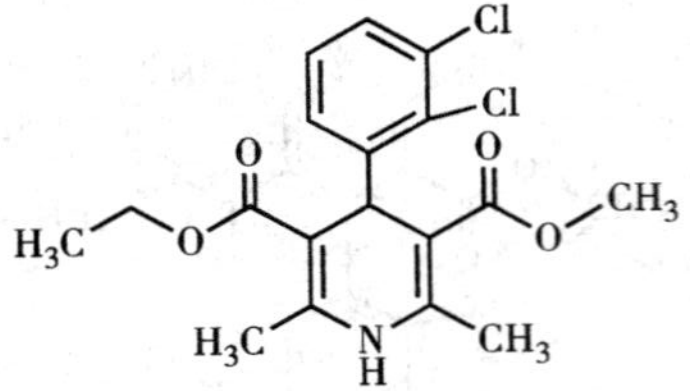	考点1★★★　选择性二氢吡啶类钙通道阻滞剂，适用于高血压 考点2★　有促尿钠排泄和利尿作用 考点3★★　一个手性碳
氨氯地平	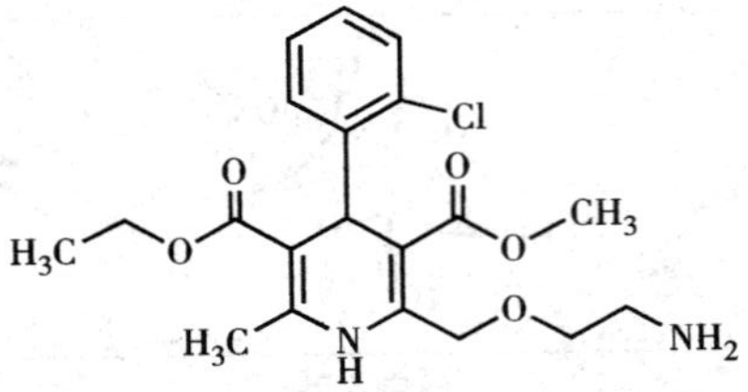	考点1★★★　二氢吡啶类钙通道阻滞剂 考点2★★★　2位甲基被2－氨基乙氧基甲基取代；一个手性碳，4位碳原子具有手性；临床使用左旋体和外消旋体 考点3★　生物利用度近100%，其吸收不受食物影响

续表

代表药物	化学结构	常见考点
尼莫地平	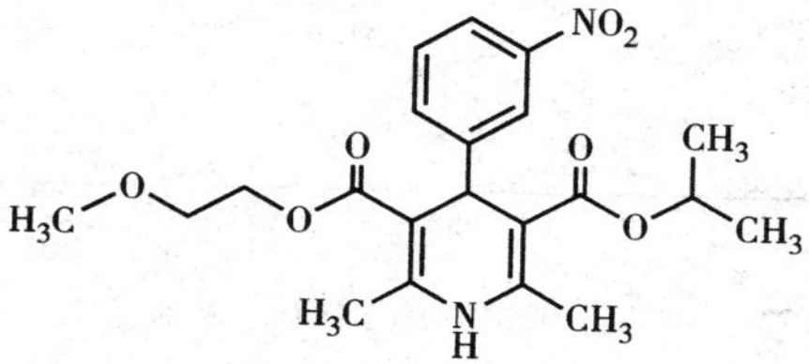	考点1★★★　1,4－二氢吡啶类钙通道阻滞剂 考点2★★　一个手性碳原子，含有醚键，选择性地扩张脑血管和增加脑血流，可为脑血管扩张药；用于缺血性神经障碍、高血压、偏头痛
维拉帕米	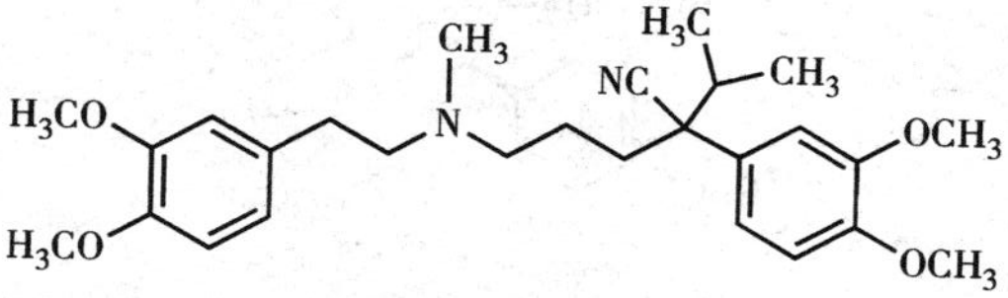	考点1★★★　芳烷基胺类钙通道阻滞剂 考点2★　有一个手性碳原子，右旋体比左旋体作用强，药用外消旋体 考点3★★　化学稳定性好，口服代谢为去甲维拉帕米，保留约20%母体活性

续表

代表药物	化学结构	常见考点
地尔硫䓬	OCH_3; S; $OCOCH_3$; N; O; $CH_2CH_2N(CH_3)_2$	考点1★★★　苯硫氮䓬类高选择性的钙通道阻滞剂，治疗各型心绞痛和心律失常 考点2★★　分子中有两个手性C，有四个异构体，临床仅用D－顺式2S、3S右旋（+）异构体 考点3★　口服吸收完全，首过效应较大，脱乙酰基代谢物具有活性

三、抗高血压药

概 述

考点1★ 血管紧张素Ⅱ（AⅡ）受体拮抗剂的构效关系

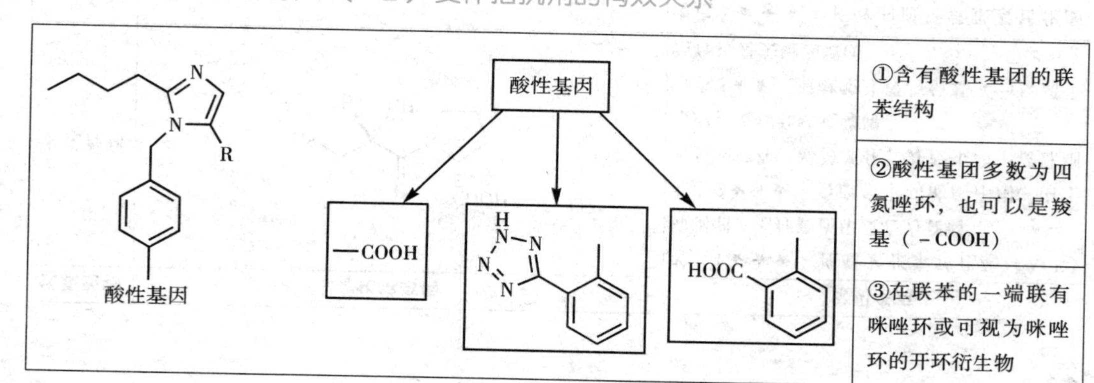

①含有酸性基团的联苯结构

②酸性基团多数为四氮唑环，也可以是羧基（-COOH）

③在联苯的一端联有咪唑环或可视为咪唑环的开环衍生物

代表药物

代表药物	化学结构	常见考点
卡托普利	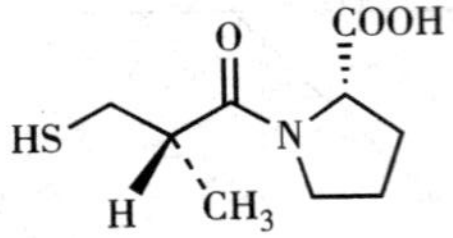	考点1★★★ 血管紧张素转化酶（ACE）抑制剂，治疗高血压及心力衰竭 考点2★★★ 会产生干咳的副作用，由于巯基的存在，易被氧化，并产生两个特殊副作用：皮疹和味觉障碍 考点3★★ 脯氨酸片段与巯基（与锌离子结合）是关键药效团
依那普利	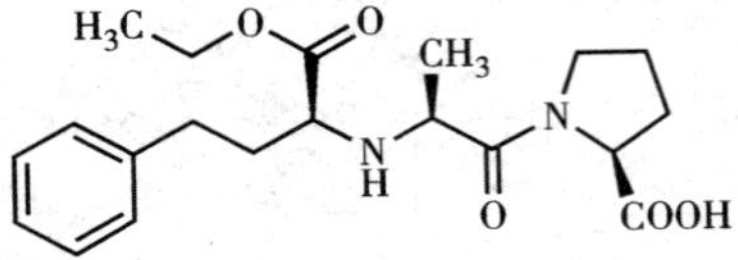	考点1★★★ 长效的血管紧张素转化酶（ACE）抑制剂，治疗高血压及心力衰竭 考点2★★★ 两个羧基（-COOH），一个成酯 考点3★★ 有三个手性中心，均为S构型 考点4★★★ 为前体药物（可以口服），在体内代谢为依那普利拉，依那普利拉只能注射

续表

代表药物	化学结构	常见考点
赖诺普利	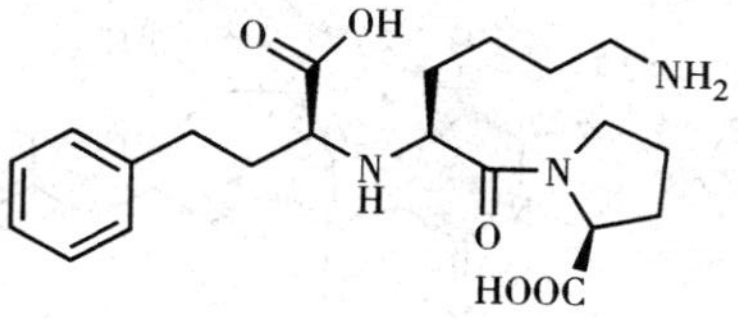	考点1★★★　非前药的血管紧张素转化酶（ACE）抑制剂，治疗高血压及心力衰竭 考点2★★★　具有两个未酯化（游离）的羧基；具有赖氨酸基团残基（$R = CH_2CH_2CH_2NH_2$）
贝那普利	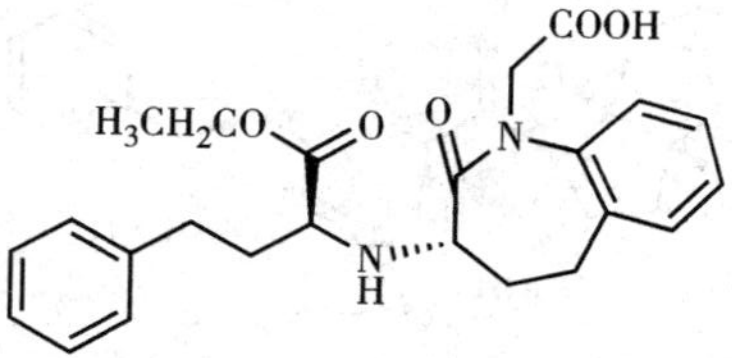	考点1★★★　血管紧张素转化酶（ACE）抑制剂，治疗高血压及心力衰竭 考点2★★★　两个羧基（$-COOH$），一个成酯，是一种前药 考点3★　骈合双环结构；不含L－脯氨酸

续表

代表药物	化学结构	常见考点
雷米普利	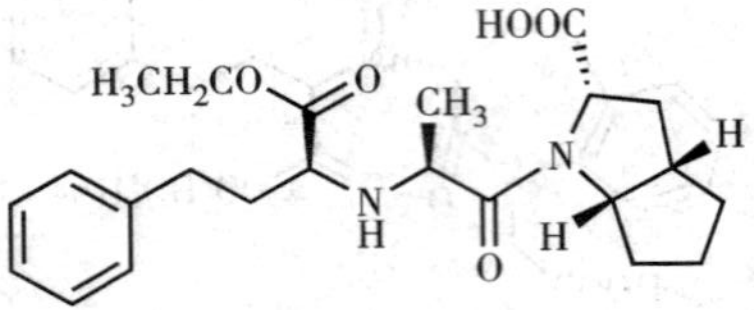 H_3CH_2CO, O, HOOC, CH_3, N, H, N, H, H, O	考点1★★★　血管紧张素转化酶（ACE）抑制剂，可用于非糖尿病肾病患者，尤其高血压者；还可用于心血管危险增高的患者 考点2★★　两个羧基（-COOH），一个成酯，为前药，具有骈合双环结构
福辛普利	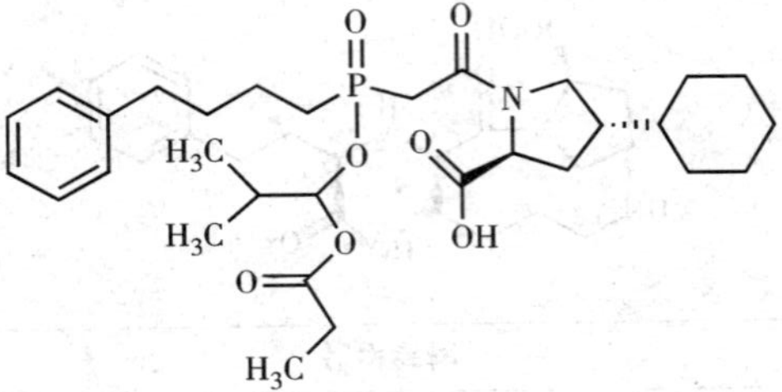 O, O, P, O, N, H_3C, O, H_3C, O, OH, O, H_3C	考点1★★★　含磷酰基的血管紧张素转化酶（ACE）抑制剂类抗高血压药 考点2★★　为前药，在体内经肠壁和肝的酯酶催化，生成福辛普利拉发挥作用

续表

代表药物	化学结构	常见考点
氯沙坦	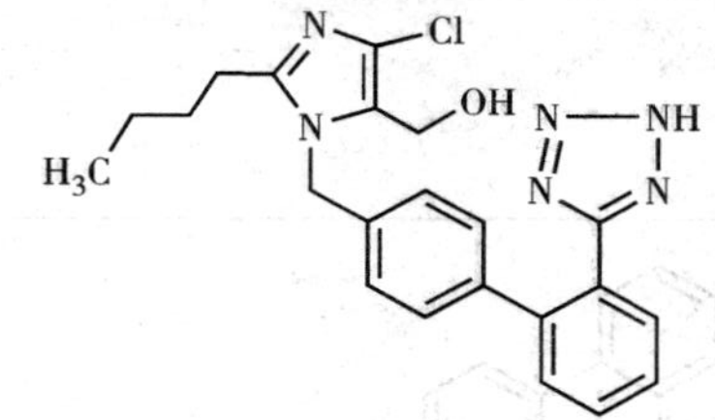	考点1★★★ 血管紧张素ⅡAT受体拮抗剂类抗高血压药 考点2★★ 为中等强度的酸，其羟甲基代谢氧化成甲酸衍生物，活性增强
缬沙坦	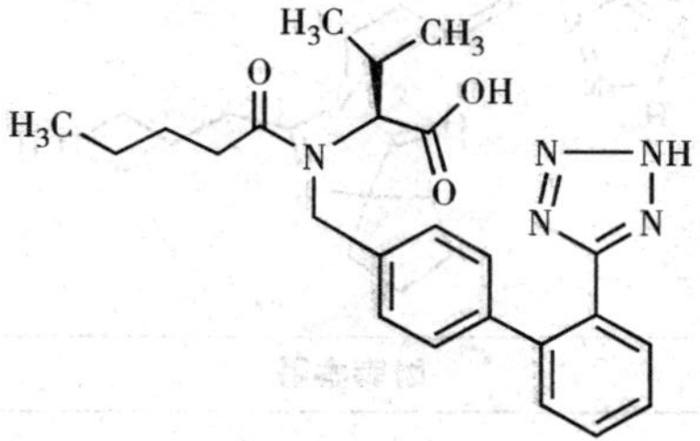	考点1★★★ 血管紧张素ⅡAT_1受体拮抗剂类抗高血压药 考点2★ 与氨氯地平复方可以治疗单药治疗不能控制血压的患者；与氢氯噻嗪复方不适用于高血压的初始治疗 考点3★★ 不含咪唑环

续表

代表药物	化学结构	常见考点
厄贝沙坦	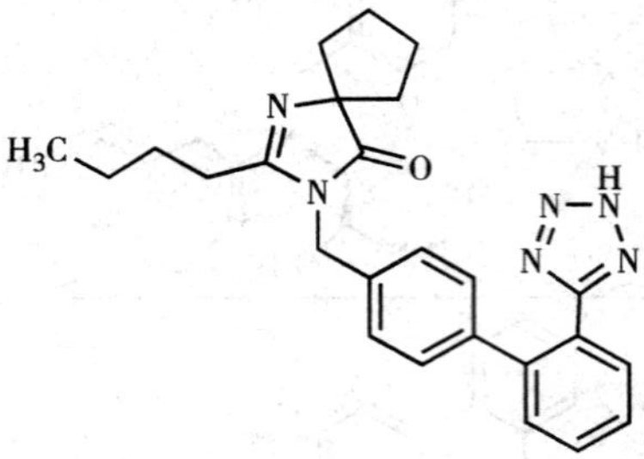 [structure: H_3C, N, N, O, N–N H, N, N]	考点 1★★★ 血管紧张素Ⅱ AT 受体拮抗剂类抗高血压药 考点 2★ 含有螺环结构

续表

代表药物	化学结构	常见考点
替米沙坦	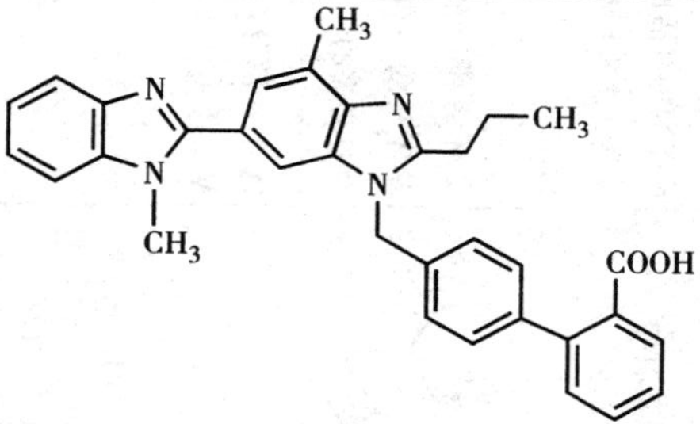	考点1★★★　特异性血管紧张素Ⅱ受体1（AT_1）拮抗剂类抗高血压药 考点2★★★　酸性基团为羧酸基（-COOH），不含四氮唑基 考点3★　是该类药物中半衰期最长、分布体积最大的药物
坎地沙坦酯	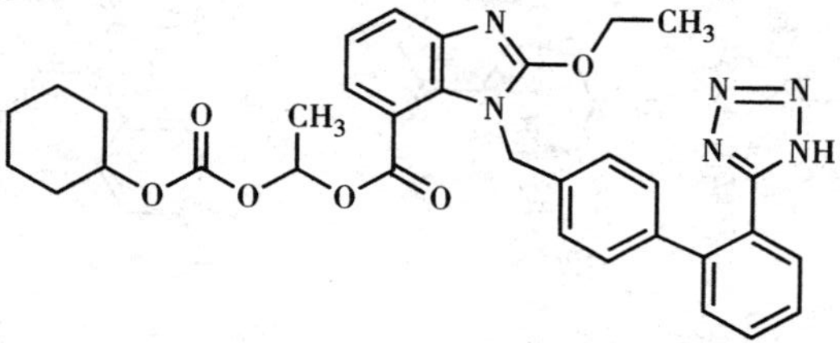	考点1★★★　血管紧张素Ⅱ（AT_1）受体拮抗剂类抗高血压药 考点2★★　为前药，代谢生成活性化合物坎地沙坦

四、调节血脂药

概 述

考点1★★ 羟甲戊二酰辅酶A还原酶抑制剂的构效关系

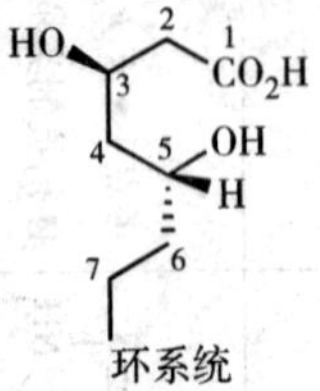 环系统 7-取代-3，5-二羟基庚酸	①3,5－二羟基羧酸是产生酶抑制活性的必需结构，含有内酯，为前体药物
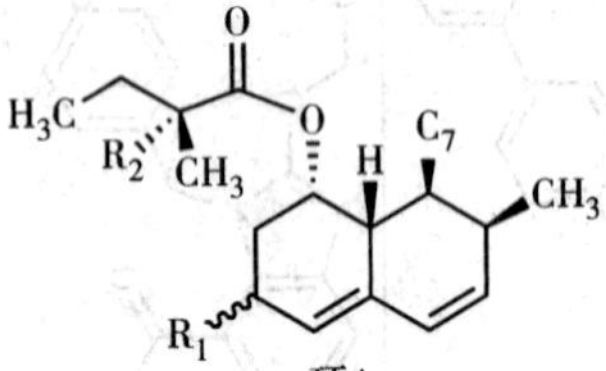 环A	②环A部分的十氢化萘环与酶活性部位结合是必需的
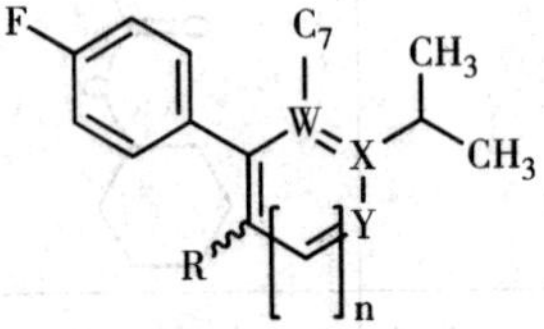 环B	③环B部分的W、X、Y可以为氮或碳，n为0或1

代表药物

代表药物	化学结构	常见考点
洛伐他汀	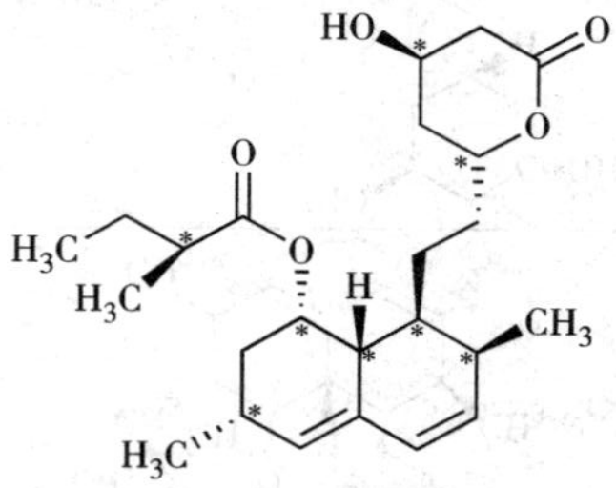	考点 1★★★　为天然的羟甲戊二酰辅酶 A（HMG - CoA）还原酶抑制剂的降血脂药，选择性高，也可以用于缺血性脑卒中的防治 考点 2★★★　含有六元内酯环，为前药，须体内水解转化为 3，5 - 二羟基戊酸后才产生作用 考点 3★　含有 8 个手性碳及十氢萘母环

续表

代表药物	化学结构	常见考点
辛伐他汀	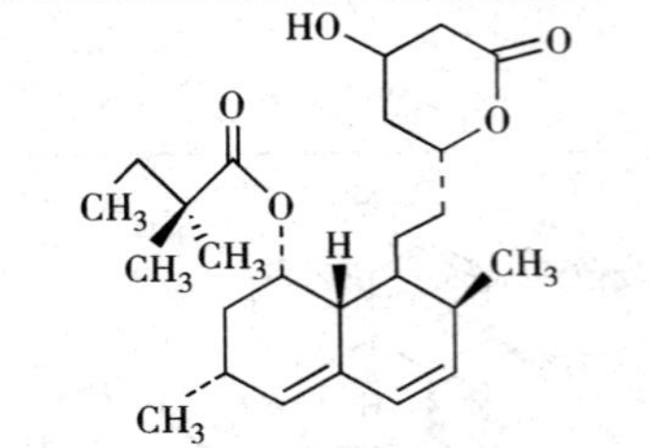	考点1★★★　为洛伐他汀半合成的 HMG－CoA 还原酶抑制剂的降血脂药 考点2★★★　含有六元内酯环，须体内水解转化为β－羟基酸后才起效，为前药 考点3★　含有十氢萘母环
普伐他汀	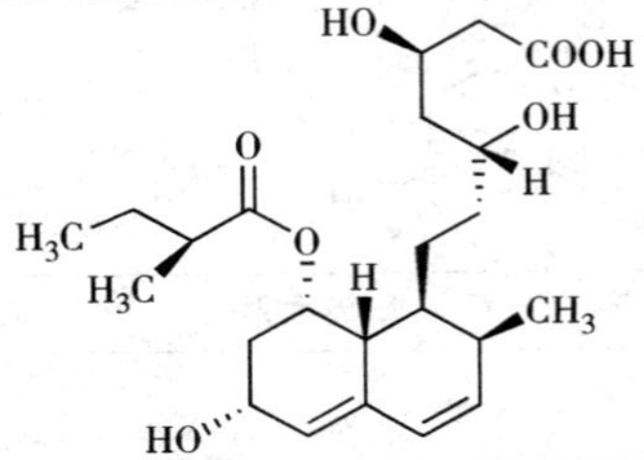	考点1★★★　半合成的羟甲戊二酰辅酶A（HMG－CoA）还原酶抑制剂类降血脂药 考点2★★　六元内酯环开环为3,5－二羟基戊酸，不是前药 考点3★　含有十氢萘环

续表

代表药物	化学结构	常见考点
氟伐他汀	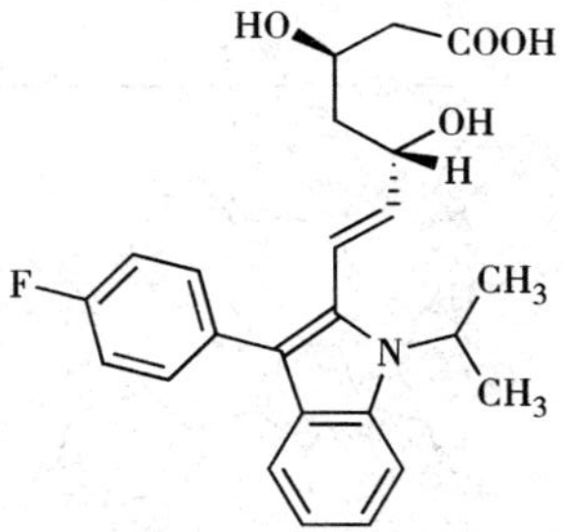 HO COOH OH H F N CH_3 CH_3	考点 1★★★　第一个全合成的 HMG - CoA 还原酶抑制剂类降血脂药 考点 2★★　含有二羟基戊酸的碳链，不是前药 考点 3★★★　含有吲哚环

续表

代表药物	化学结构	常见考点
阿托伐他汀	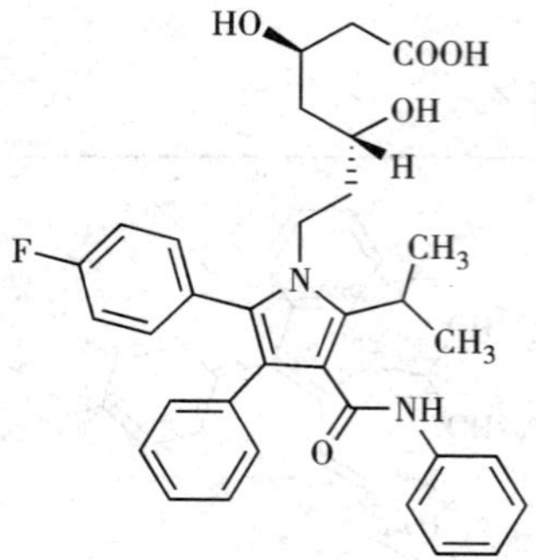	考点 1★★★　全合成的 HMG - CoA 还原酶抑制剂类降血脂药，可降低心血管病的总死亡率 考点 2★★　含有二羟基戊酸的碳链，不是前药 考点 3★★★　含有多取代吡咯环

续表

代表药物	化学结构	常见考点
瑞舒伐他汀	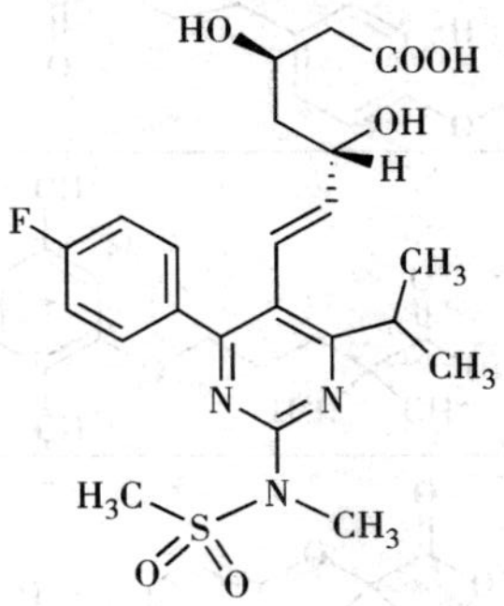	考点1★★★　全合成的 HMG - CoA 还原酶抑制剂类降血脂药 考点2★★　含有二羟基戊酸的碳链，不是前药 考点3★★★　含有多取代嘧啶环

续表

代表药物	化学结构	常见考点
非诺贝特	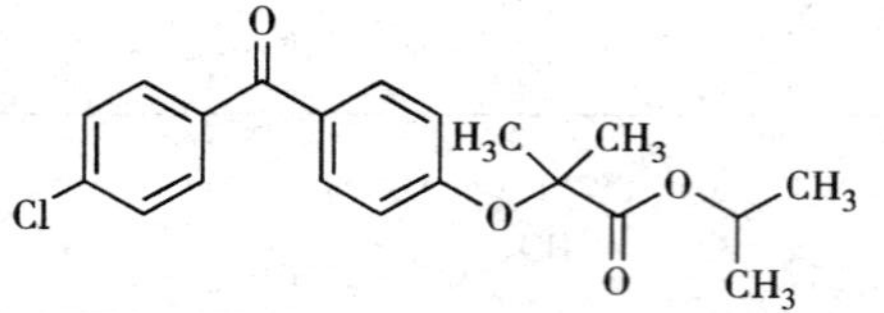	考点1★★★　苯氧乙酸类降血脂药 考点2★　分子中增加了苯甲酰基，脂溶性增大 考点3★★　含有酯键，为前药，代谢为非诺贝特酸后起效
吉非罗齐	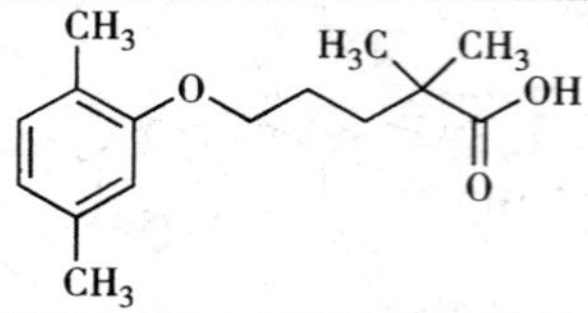	考点1★★★　非卤代的苯氧戊酸类降血脂药 考点2★　能显著降低甘油三酯和总胆固醇
苯扎贝特	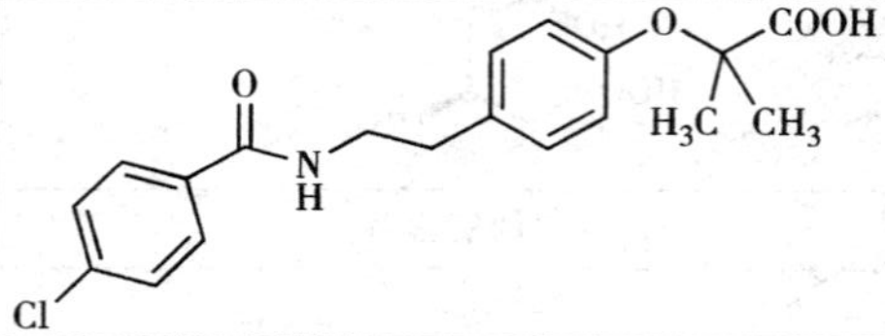	考点1★★★　苯氧乙酸类降血脂药（主要降低甘油三酯），治疗高胆固醇血症、高甘油三酯血症、混合型高脂血症

第六节 内分泌系统疾病用药

一、甾体激素类

（一）肾上腺糖皮质激素

概 述

考点1★ 肾上腺糖皮质激素构效关系

1. 含有Δ^4-3，20-二酮和11，17α，21-三羟基孕甾烷。

2. 结构中不同时具有17-α羟基和11-氧（羟基或氧代）的为盐皮质激素。

3. 21-OH用醋酸进行酯化可制备一系列前药，提高了药效并延长作用时间。

4. 1位增加双键，由于A环几何形状从半椅式变为平船式构象，增加了与受体的亲和力和改变了药动学性质，使其抗炎活性增大4倍，不增加钠潴留作用，如波尼松。

5. 6α-和9α-位引入氟原子后，可使糖皮质激素的活性及副作用显著增加。

代表药物

代表药物	化学结构	常见考点
氢化可的松	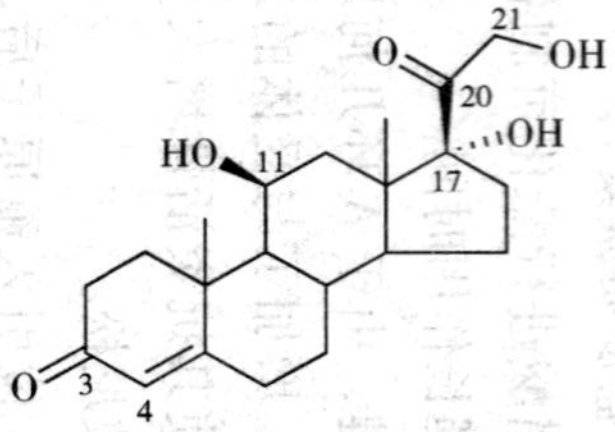 O 21 OH 20 HO 11 OH 17 O 3 4	考点1★★★　天然糖皮质激素，含有孕甾烷母核 考点2★★　为黄体酮的11β、17α、21位三羟基的化合物 考点3★★　21－羟基酯化制成前药，提高脂溶性，可以延长作用时间
泼尼松	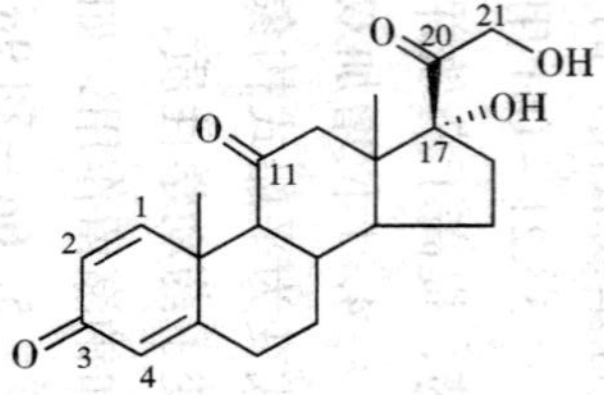 O 20 21 OH OH O 11 17 1 2 O 3 4	考点1★★★　为可的松1,2－位引入双键得到的糖皮质激素，含有孕甾烷母核 考点2★　无活性，体内代谢为泼尼松龙起效

续表

代表药物	化学结构	常见考点
泼尼松龙	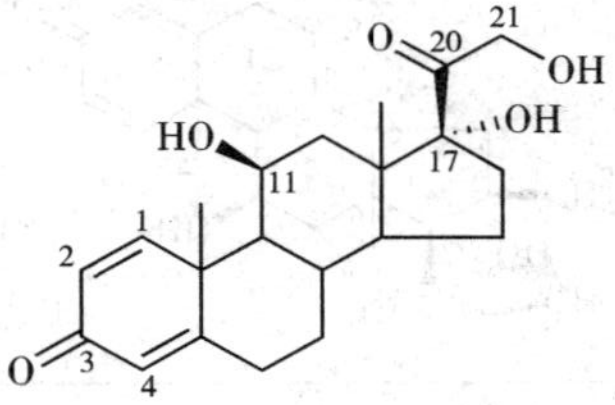	考点1★★★ 为氢化可的松1,2-位引入双键得到的糖皮质激素，含有孕甾烷母核
曲安奈德	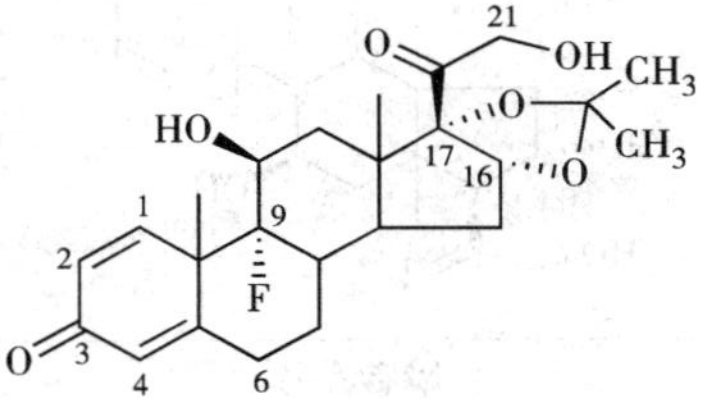	考点1★★★ 糖皮质激素，含有孕甾烷母核 考点2★★ 引入9α-氟原子，16位引入羟基与17α-羟基制成丙酮的缩酮，能抵消9α-氟原子取代增加钠潴留的副作用

续表

代表药物	化学结构	常见考点
地塞米松	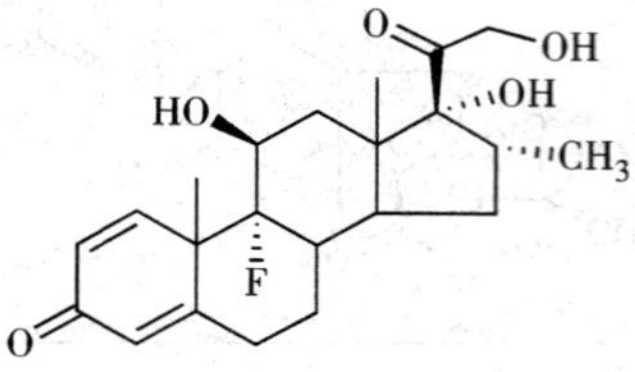	考点1★★★　为氢化可的松结构中引入$\Delta^{1,2}$、9α-F和16α-CH_3得到的强效、长效的糖皮质激素 考点2★★　C16位引入甲基可以阻碍17位的氧化代谢
倍他米松	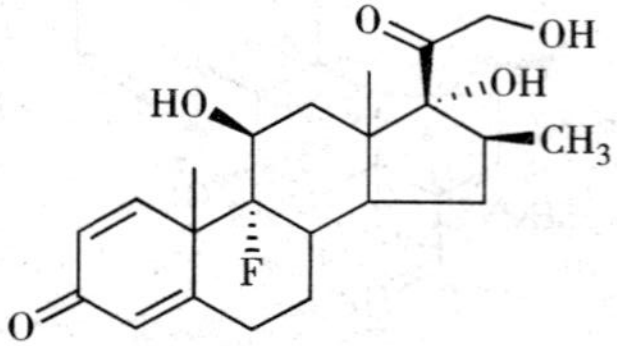	考点1★★★　为地塞米松的16位差向异构体的糖皮质激素 考点2★　含有16β-甲基

（二）雌激素

概　述

考点1★★　雌激素构效关系

1. 为雌甾烷类，A 环为芳香环，3 位带有酚羟基，17 位带有羟基或羰基，无 19－甲基。

2. 3 位和 17β 位羟基酯化，得到作用时间长的酯类前药，如戊酸雌二醇。

3. 17α 位引入乙炔基之后，可增加口服活性，如炔雌醇。

代表药物

代表药物	化学结构	常见考点
雌二醇	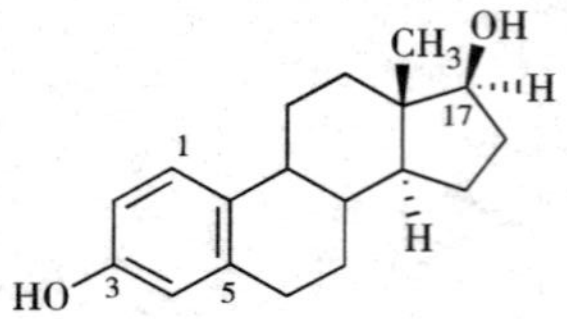	考点1★★★　为天然雌激素，含有雌甾烷母核 考点2★　在体内经代谢为雌三醇，不能口服
戊酸雌二醇	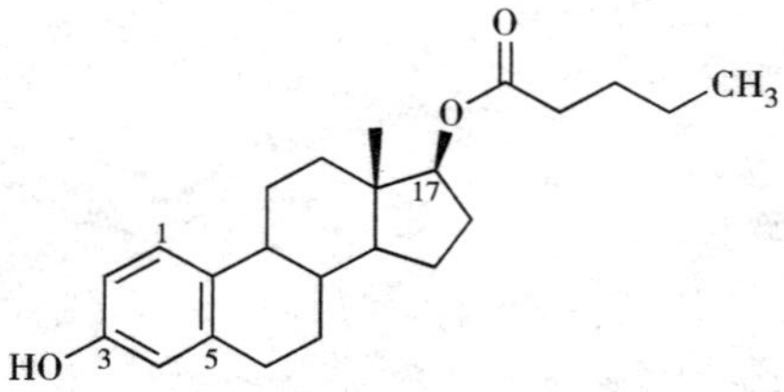	考点1★★★　为雌激素，含有雌甾烷母核 考点2★　17位羟基戊酸酯化，为前药

续表

代表药物	化学结构	常见考点
炔雌醇	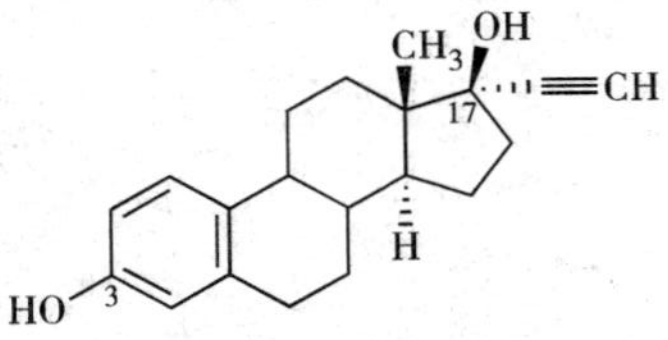	考点1★★★　为口服雌激素，含有雌甾烷母核 考点2★★　在雌二醇的17位引入乙炔基，增大空间位阻，提高了D环的代谢稳定性，增加口服活性
雌三醇	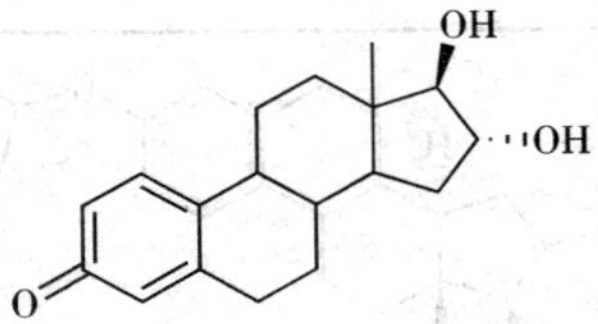	考点1★★★　为天然雌激素，含有雌甾烷母核 考点2★　含有三个羟基

续表

代表药物	化学结构	常见考点
尼尔雌醇	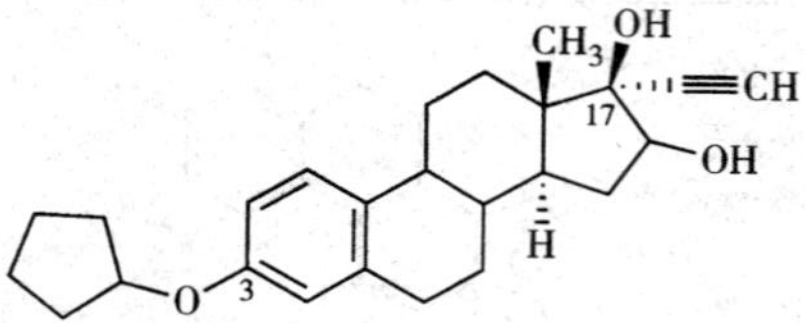 CH_3 OH ≡CH 17 OH H O 3	考点 1★★★　为雌激素，含有雌甾烷母核 考点 2★　可看作雌三醇的衍生物

（三）孕激素

概　述

考点1★★　孕激素构效关系

1. 基本骨架为环戊烷骈多氢菲的孕甾烷母核，含有Δ^4-3，20-二酮。

2. 6位引入双键、甲基或卤素及17位酯化，可延长体内半衰期，得到可以口服的醋酸甲地孕酮、醋酸甲羟孕酮等。

3. 对睾酮进行结构改造，去除19-CH_3，并引入17α-乙炔基得到炔诺酮。

4. 炔诺酮的18位延长一个甲基得到炔诺孕酮，活性比炔诺酮增强。

代表药物

代表药物	化学结构	常见考点
黄体酮	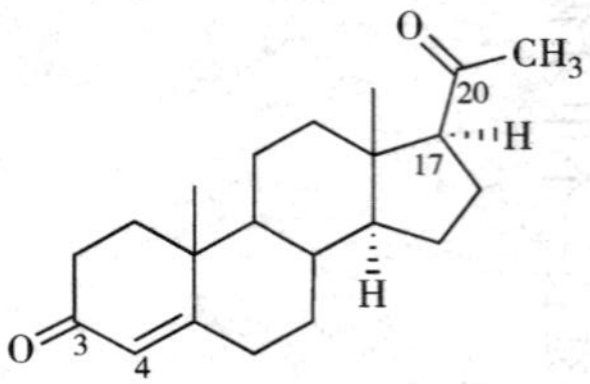	考点1★★★ 为天然的孕激素，含有孕甾烷母核 考点2★ 不能口服 考点3★ 含有Δ^4-3,20-二酮结构
醋酸甲羟孕酮	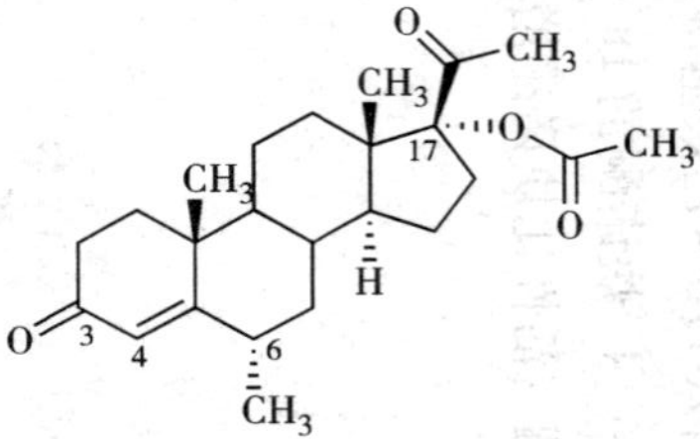	考点1★★★ 为孕激素，含有孕甾烷母核 考点2★ 含有Δ^4-3,20-二酮结构 考点3★ 口服和注射均有效

续表

代表药物	化学结构	常见考点
醋酸甲地孕酮	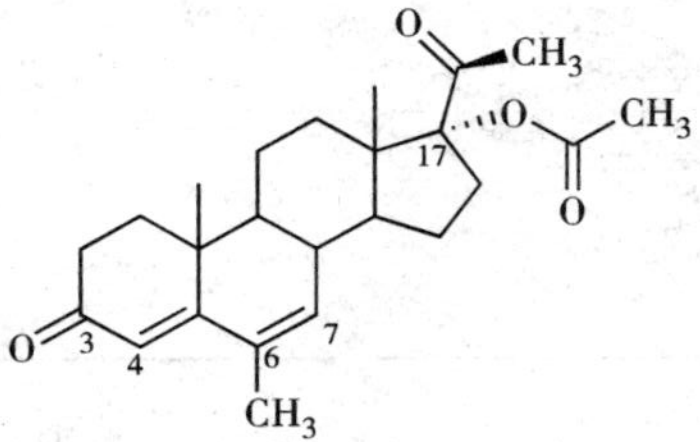	考点1★★　为6位引入双键的孕激素
炔诺酮	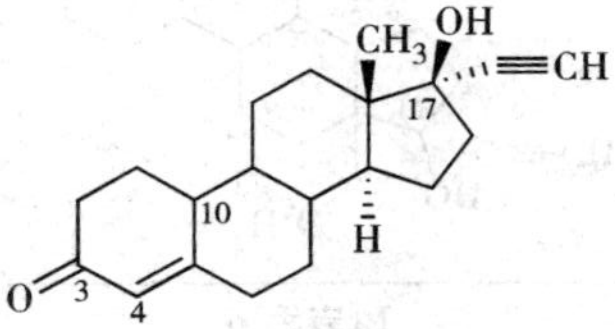	考点1★★★　为睾酮引入17α－乙炔基，并去除19－CH_3得到的孕激素 考点2★　可以口服，抑制排卵

续表

代表药物	化学结构	常见考点
左炔诺孕酮	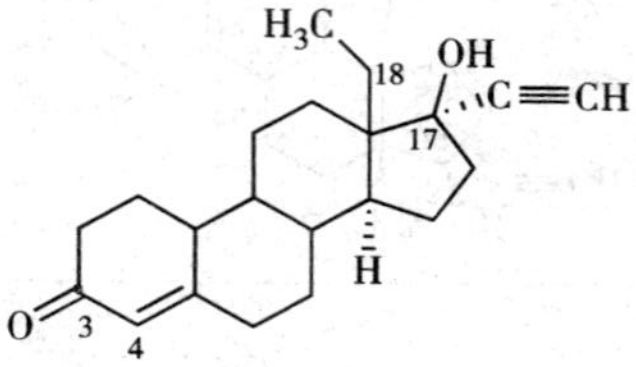	考点1★★★　为炔诺酮18位延长一个甲基得到的孕激素 考点2★　为消旋炔诺孕酮的左旋体 考点3★　炔诺酮与左炔诺孕酮通常与雌激素一起制备，为避孕药

（四）雄性激素及蛋白同化激素

概　述

考点1★★　雄性激素构效关系

1. 雄激素的化学结构为雄甾烷母核，3 位和 17 位带有羟基或羰基。

2. 睾酮 17α 位引入烷基，因空间位阻使代谢受阻，故可口服，如甲睾酮。

3. 将睾酮 17 - OH 进行丙酸酯化制成前药，可使作用时间大大延长，如丙酸睾酮。

代表药物

代表药物	化学结构	常见考点
睾酮	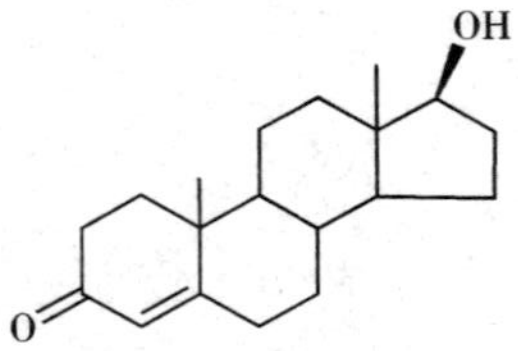	考点1★★★　雄激素，含有雄甾烷母核 考点2★　雄烯二酮为睾酮的体内贮存形式，可转化
甲睾酮	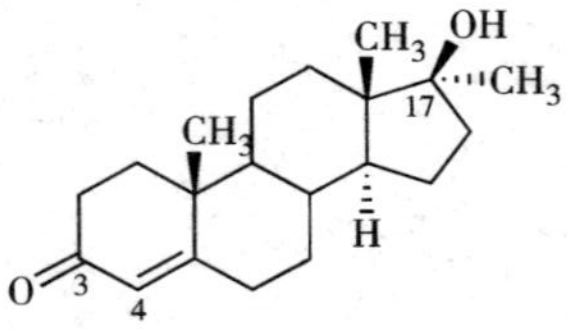	考点1★★★　口服雄激素，含有雄甾烷母核 考点2★★★　睾酮17α位引入甲基可增加口服活性

续表

代表药物	化学结构	常见考点
苯丙酸诺龙	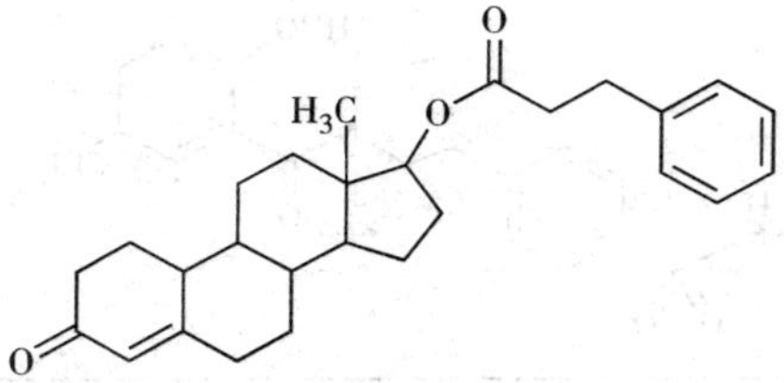 H_3C O O	考点1★★★ 蛋白同化激素类药物，含有雄甾烷母核 考点2★★★ 去除19位甲基可以降低雄性激素作用，提高蛋白同化作用
司坦唑醇	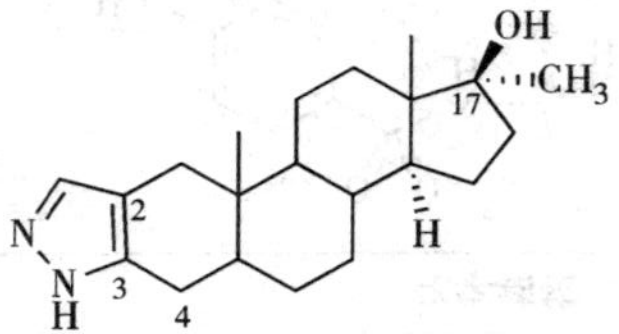 OH CH_3 17 H N N H 2 3 4	考点1★★★ 为睾酮A环并入咪唑环得到的蛋白同化激素药物，含有雄甾烷母核

二、降血糖药

代表药物	化学结构	常见考点
格列齐特	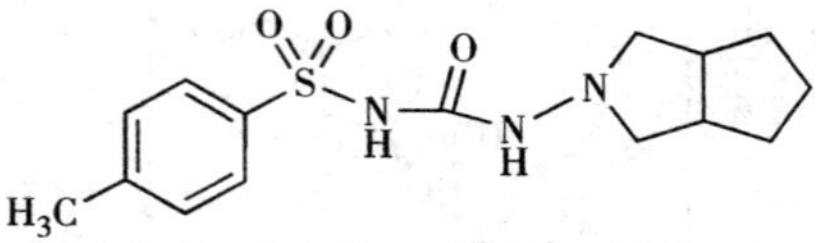	考点 1★★★ 为磺酰脲类胰岛素分泌促进剂 考点 2★ 含有八氢环戊烷并吡咯
格列本脲	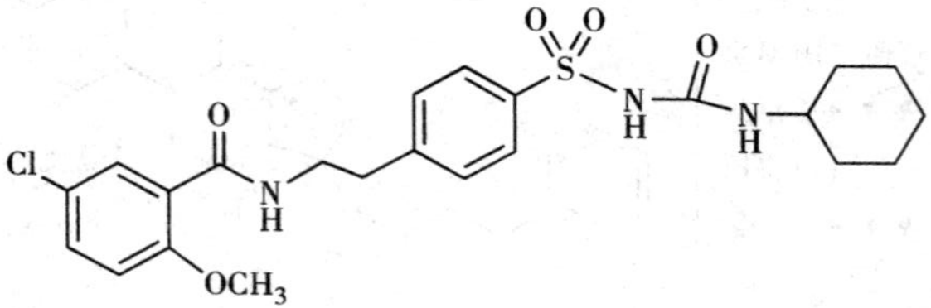	考点 1★★★ 为磺酰脲类胰岛素分泌促进剂 考点 2★ 含有环己基 考点 3★ 吸收快，作用强且长效，有显著的降糖活性

续表

代表药物	化学结构	常见考点
格列吡嗪	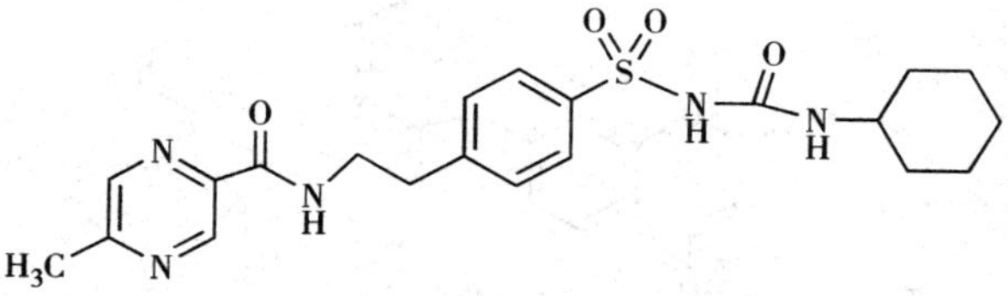	考点1★★★ 为磺酰脲类胰岛素分泌促进剂 考点2★ 含有吡嗪环
格列喹酮	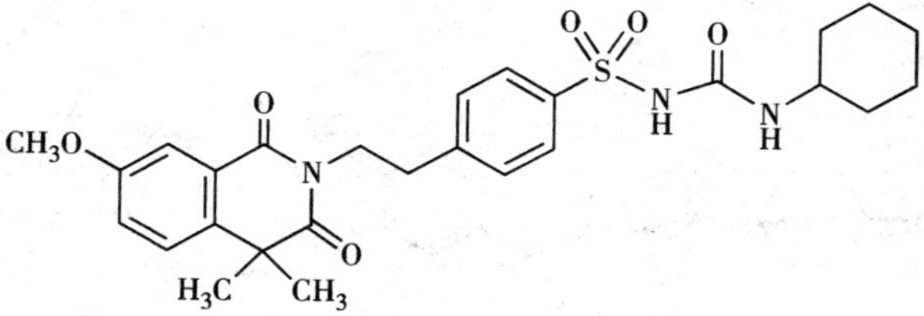	考点1★★★ 为磺酰脲类胰岛素分泌促进剂 考点2★ 含有喹啉酮环

续表

代表药物	化学结构	常见考点
格列美脲	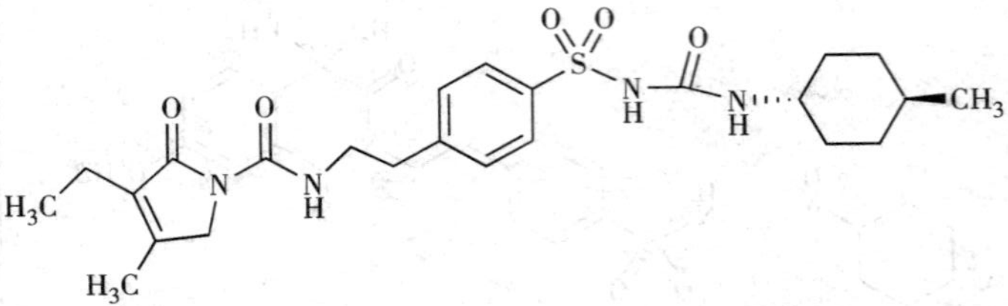	考点1★★★　为磺酰脲类胰岛素分泌促进剂 考点2★★　含有甲基环己基，甲基阻碍了分子环己烷上的羟基化反应，具有高效、长效的降糖作用
瑞格列奈	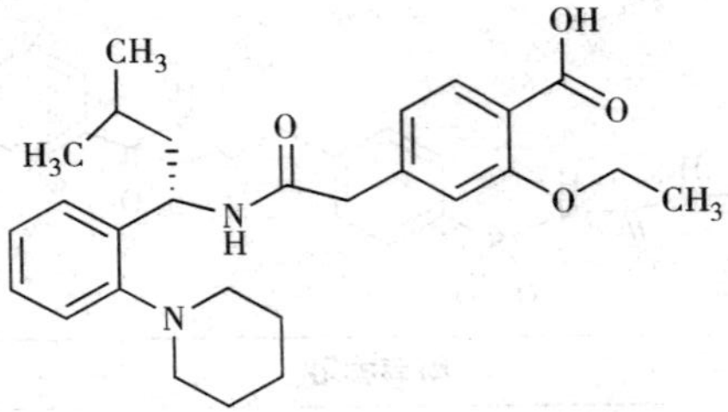	考点1★★★　为非磺酰脲类口服胰岛素分泌促进剂 考点2★★　含有一个手性碳原子，S（+）构型是R（-）活性的100倍，药用S（+）异构体 考点3★★★　称为“餐时血糖调节剂”

续表

代表药物	化学结构	常见考点
那格列奈	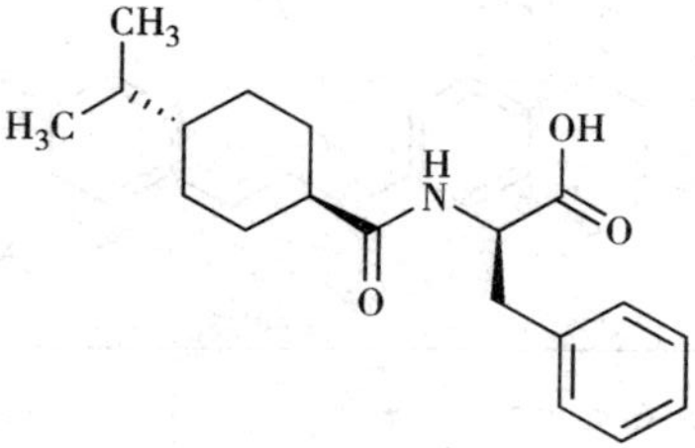	考点1★★★　为非磺酰脲类胰岛素分泌促进剂 考点2★　含有一个手性碳原子，为手性药物，R（－）构型是S（+）活性的100倍 考点3★　为D－苯丙氨酸的衍生物 考点4★★★　称为“餐时血糖调节剂”
二甲双胍	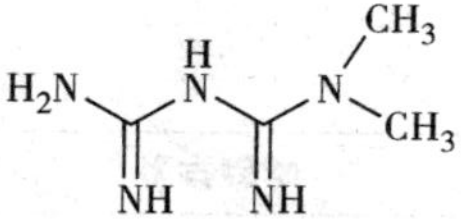	考点1★★★　为双胍类胰岛素增敏剂 考点2★　碱性强，几乎全部以原形由尿排出，肾功能损害者禁用

续表

代表药物	化学结构	常见考点
罗格列酮	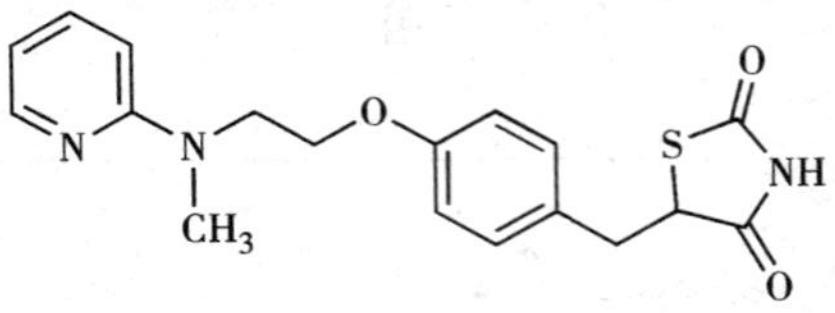	考点1★★★　为噻唑烷二酮类口服胰岛素增敏剂 考点2★★　作用靶点为细胞核的过氧化酶－增殖体活化受体
吡格列酮	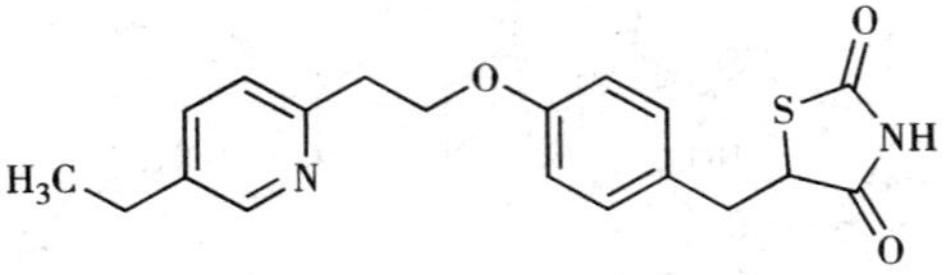	考点1★★★　为噻唑烷二酮类口服胰岛素增敏剂 考点2★★　作用靶点为细胞核的过氧化酶－增殖体活化受体

续表

代表药物	化学结构	常见考点
阿卡波糖	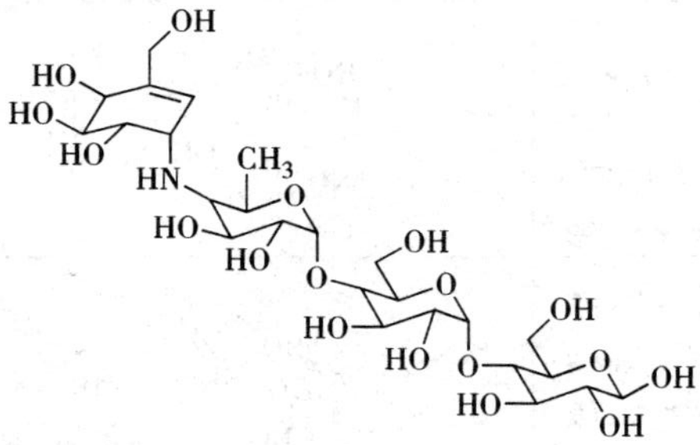	考点1★★★　为α－葡萄糖苷酶抑制剂 考点2★　用于1型和2型糖尿病
伏格列波糖	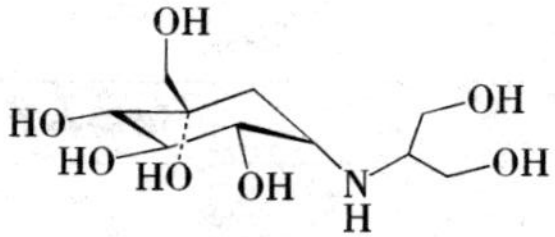	考点1★★★　为α－葡萄糖苷酶抑制剂 考点2★★　多糖类似物

三、调节骨代谢与形成药物

代表药物	化学结构	常见考点
依替膦酸二钠	O, P, ONa, OH, HO, H_3C, P, OH, ONa, O	考点 1★★★　双膦酸盐类调节骨代谢与形成的药物，治疗骨质疏松症 考点 2★　具有双向作用，小剂量抑制骨吸收，大剂量时抑制骨矿化和骨形成 考点 3★　也用于恶性肿瘤相关高钙血症
阿仑膦酸钠	O, P, ONa, OH, HO, H_2N, P, OH, OH, O	考点 1★★★　氨基双膦酸盐类调节骨代谢与形成的药物，治疗骨质疏松症 考点 2★　为避免药物刺激消化道，患者应用足量水整片吞服，清晨、空腹时服药，身体保持立位

续表

代表药物	化学结构	常见考点
阿法骨化醇	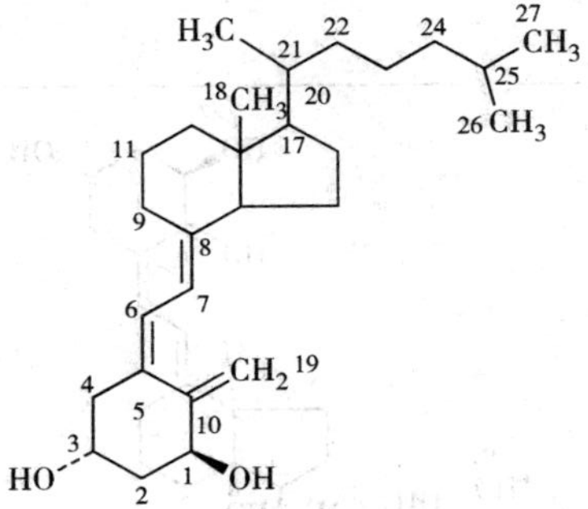	考点1★★　为1α－羟基的维生素D_3 考点2★★★　体内羟基化可以形成具有活性的1，25（OH）$_2D_3$（骨化三醇），为促进钙吸收药物

续表

代表药物	化学结构	常见考点
骨化三醇	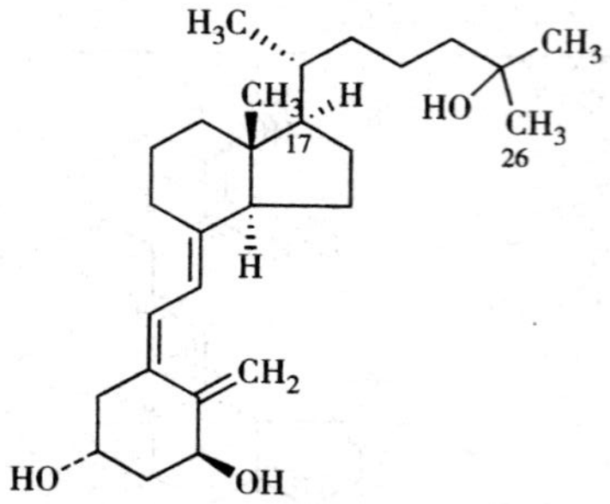 H_3C, CH_3, H, 17, HO, CH_3, CH_3, 26, H, CH_2, HO, OH	考点1★★ 1α，25二羟基-VD_3 考点2★★★ 促进钙吸收的骨质疏松药

第七节　抗菌药物

一、抗生素类抗菌药

（一）β－内酰胺类抗菌药物

1. 青霉素类

概　述

考点1★★　青霉素类构效关系

1. 青霉素类为四元β－内酰胺环与四氢噻唑环骈合。

2. 6位侧链改为具有吸电子作用的基团可增加口服活性，如非奈西林。

3. 6位侧链引入体积较大的基团得到耐β－内酰胺酶的半合成青霉素，如苯唑西林。

4. 6位侧链引入极性较大的基团得到广谱的半合成青霉素，如氨苄西林。

代表药物

代表药物	化学结构	常见考点
青霉素	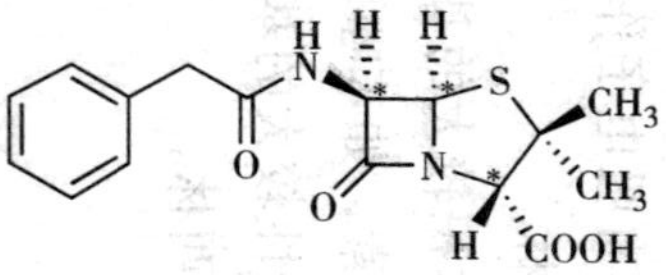	考点1★★★　是第一个天然的β－内酰胺类抗生素 考点2★★★　与丙磺舒合用可以降低其排泄速度而增效 考点3★　青霉噻唑高聚物是过敏反应的根源，青霉素类药物可发生交叉过敏反应 考点4★　含有氢化噻唑环，有3个手性碳原子
氨苄西林	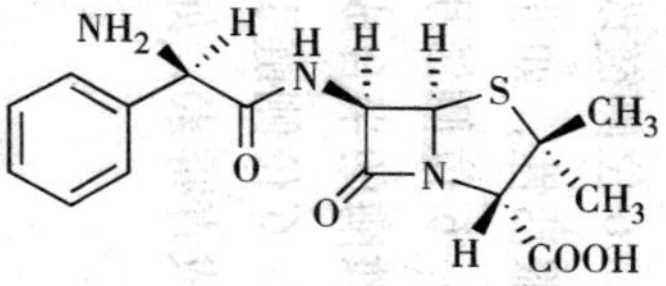	考点1★★★　广谱β－内酰胺类青霉素 考点2★★　结构中有游离氨基侧链，容易发生聚合反应

续表

代表药物	化学结构	常见考点
阿莫西林		考点1★★★　氨苄西林苯环4位引入羟基得到的广谱β-内酰胺类青霉素 考点2★　生物利用度提高 考点3★★　易发生聚合反应 考点4★★　水溶液中有山梨醇、磷酸盐等时，会发生分子内成环反应，生成2,5-吡嗪二酮
哌拉西林		考点1★★★　在氨苄西林侧链的氨基上引入极性较大的哌嗪酮酸基团得到的广谱β-内酰胺类青霉素 考点2★　具有抗铜绿假单胞菌活性

2. 头孢菌素类

概　述

考点1★★　头孢菌素类构效关系

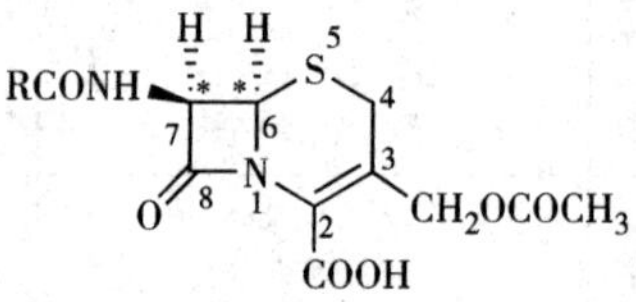

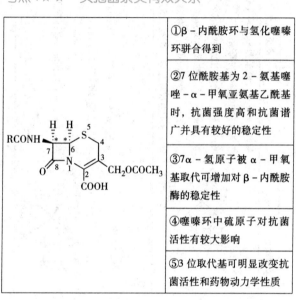

<table>
<tr><td rowspan="5">H H S 5 RCONH * * 4 7 6 3 O 8 N 1 2 CH_2OCOCH_3 COOH</td><td>①β－内酰胺环与氢化噻嗪环骈合得到</td></tr>
<tr><td>②7 位酰胺基为 2－氨基噻唑－α－甲氧亚氨基乙酰基时，抗菌强度高和抗菌谱广并具有较好的稳定性</td></tr>
<tr><td>③7α－氢原子被 α－甲氧基取代可增加对 β－内酰胺酶的稳定性</td></tr>
<tr><td>④噻嗪环中硫原子对抗菌活性有较大影响</td></tr>
<tr><td>⑤3 位取代基可明显改变抗菌活性和药物动力学性质</td></tr>
</table>

代表药物

代表药物	化学结构	常见考点
头孢氨苄	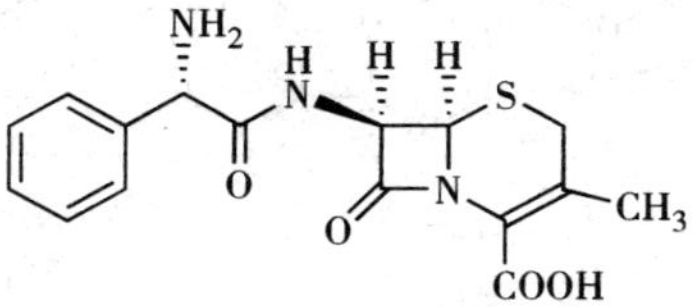	考点1★★★　β－内酰胺类头孢菌素 考点2★　含有氢化噻嗪环 考点3★　C－3位甲基，酸性下稳定，可口服
头孢唑林	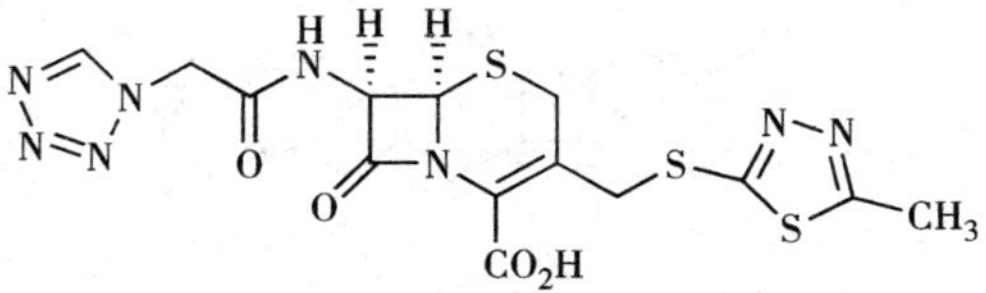	考点1★★★　β－内酰胺类头孢菌素 考点2★　C－3位含有噻二唑环；C－7侧链含有四氮唑环 考点3★　能透入胸水，腹水中血药浓度高，用于胆道感染、手术、移植等预防感染

续表

代表药物	化学结构	常见考点
头孢克洛	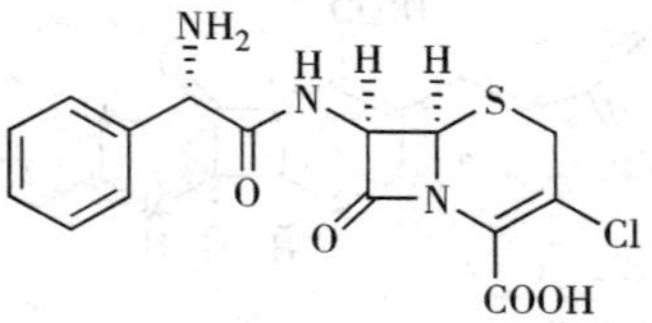	考点 1★★★　β－内酰胺类头孢菌素 考点 2★★★　C－3 位氯原子可改善其药动学性质，可以口服
头孢呋辛	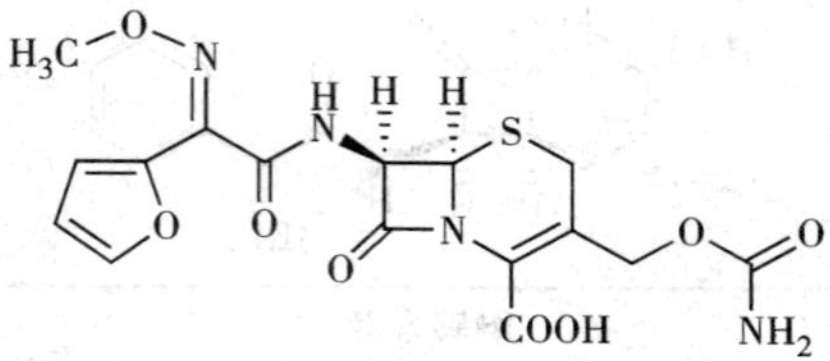	考点 1★★★　β－内酰胺类头孢菌素 考点 2★★　C－3 位为氨基甲酸酯基团 考点 3★★　C－7 位的氨基上连有顺式的甲氧肟基酰基侧链，其对 β－内酰胺酶有高度的稳定作用 考点 4★　做成酯得到前药头孢呋辛酯后可口服

续表

代表药物	化学结构	常见考点
头孢哌酮	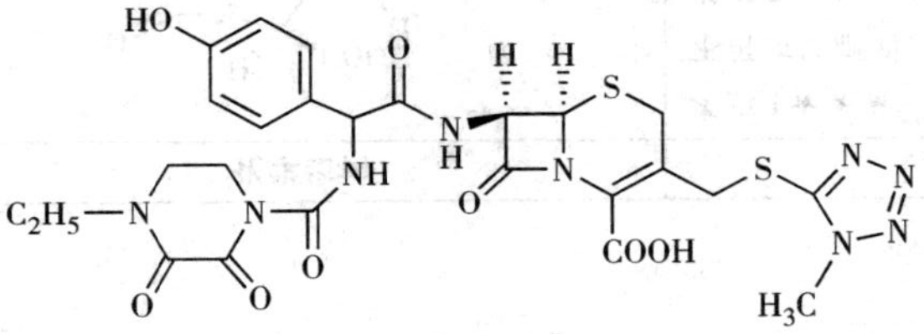	考点1★★★　β－内酰胺类头孢菌素 考点2★★　C－3位引入硫代甲基四氮唑杂环；C－7位含有哌嗪二酮环 考点3★　对铜绿假单胞菌作用强
头孢曲松	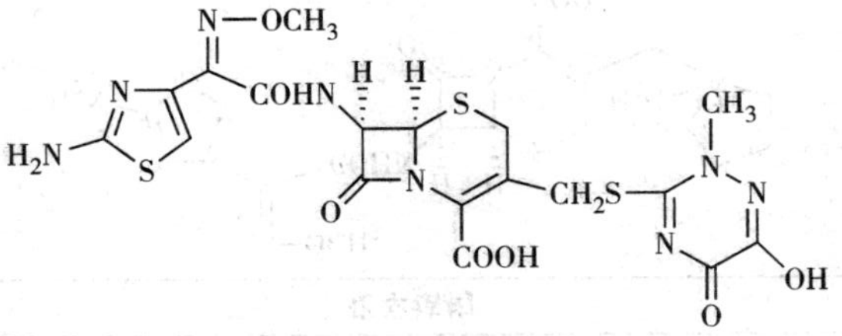	考点1★★★　β－内酰胺类头孢菌素 考点2★　C－3位引入酸性的杂环(6－羟基－三嗪－酮) 考点3★　产生独特的非线性的剂量依赖性药代动力学性质，可进入脑脊液

续表

代表药物	化学结构	常见考点
头孢吡肟	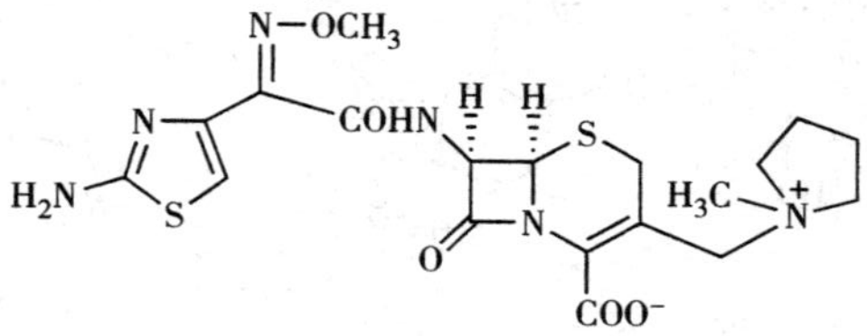 N—OCH_3 N COHN H H S H_2N S N O H_3C $\overset{+}{N}$ COO^-	考点1★★★　C－3正电荷季铵基团取代的β－内酰胺类头孢菌素 考点2★　含有四氢吡咯环 考点3★　能迅速穿透细胞壁，对β－内酰胺酶（尤其是染色体酶和超广谱质粒酶）稳定

3. 其他类

代表药物	化学结构	常见考点
克拉维酸	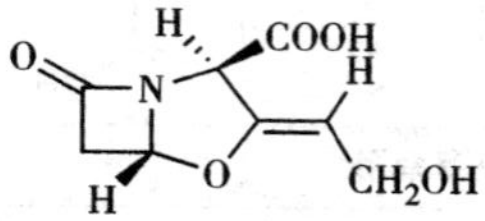 H COOH O N H O H CH_2OH	考点1★★★　为天然的氧青霉烷类β－内酰胺酶的不可逆抑制剂，可对β－内酰胺类抗生素增效 考点2★★★　环张力大，易接受β－内酰胺酶结构中亲核基团的进攻，是自杀机制的酶抑制剂 考点3★★　含有β－内酰胺环和氢化噁唑环

续表

代表药物	化学结构	常见考点
舒巴坦	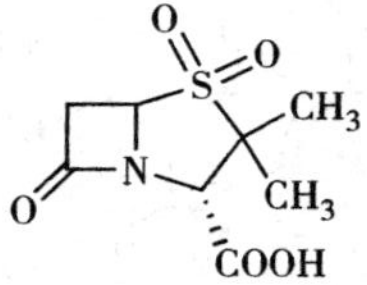	考点1★★★　为青霉烷砜类广谱不可逆竞争性β-内酰胺酶抑制剂 考点2★　可以与头孢哌酮组成复方制剂
亚胺培南	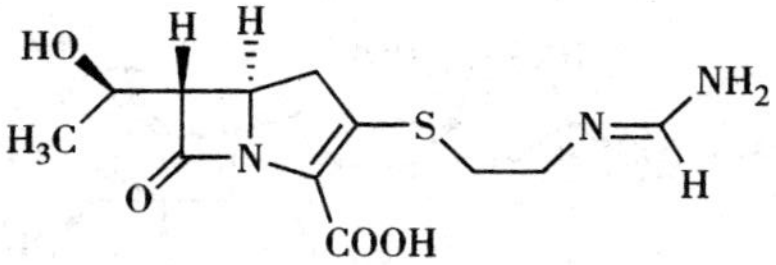	考点1★★★　为碳青霉烯类非经典的β-内酰胺抗生素 考点2★　很稳定，其抗菌活性和抑酶活性强 考点3★★　缺点是在体内易受肾肽酶代谢分解失活；为减少亚胺培南排泄，并减轻药物的肾毒性，常与肾肽酶抑制剂西司他丁合用

续表

代表药物	化学结构	常见考点
美罗培南	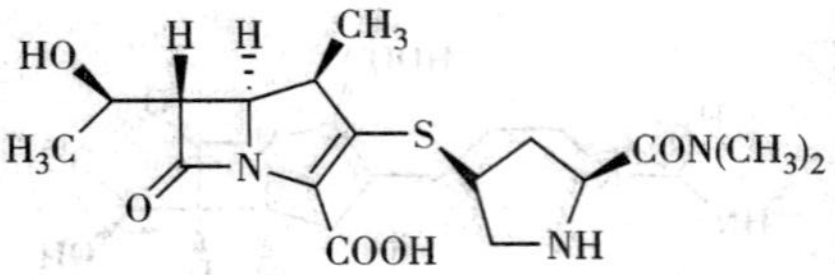	考点1★★★ 为碳青霉烯类非经典的β－内酰胺抗生素 考点2★ 抗菌活性强，血药浓度高，组织分布广，结构稳定 考点3★ 对肾脱氢肽酶稳定
氨曲南	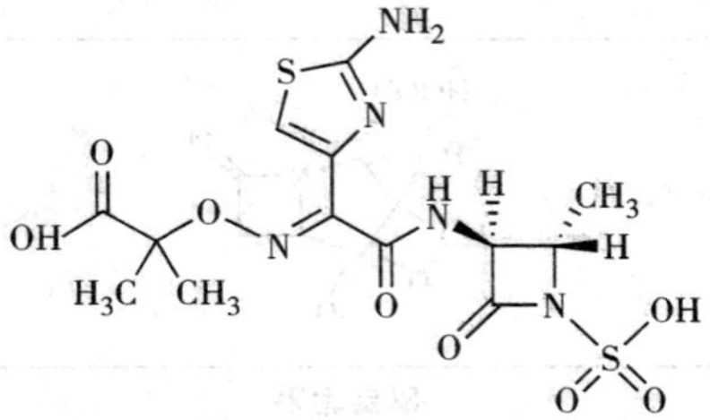	考点1★★★ 全合成的单环β－内酰胺抗生素

（二）其他抗生素类抗菌药物

概　述

考点1★★　氨基糖苷类抗生素的性质

1. 氨基糖苷类抗生素是由氨基糖（单糖或双糖）与氨基醇形成的苷。

2. 副作用：肾毒性和耳毒性（第八对脑神经）。

3. 易产生耐药性：因细菌产生钝化酶（磷酸转移酶、核苷转移酶、乙酰转移酶）。

考点2★　大环内酯类结构特征

1. 含有一个内酯结构的十四元或十六元大环。

2. 通过内酯环上羟基与去氧氨基糖或6-去氧糖缩合成碱性苷。

考点3★★　四环素类抗生素的性质

1. 在酸性条件下生成无活性的橙黄色脱水物，活性减弱。

2. 在酸性pH 2~6条件下C-4上的二甲胺基易发生差向异构化，金霉素>四环素>土霉素，活性减弱。

3. 在碱性条件下，C环破裂，生成具有内酯结构的异构体，活性减弱。

4. 分子中含有羟基、烯醇羟基及羰基，能与多种金属离子形成不溶性螯合物，可能发生牙齿变色（四环素牙）、骨骼生长抑制，小儿和孕妇应慎用或禁用。

代表药物

代表药物	化学结构	常见考点
阿米卡星	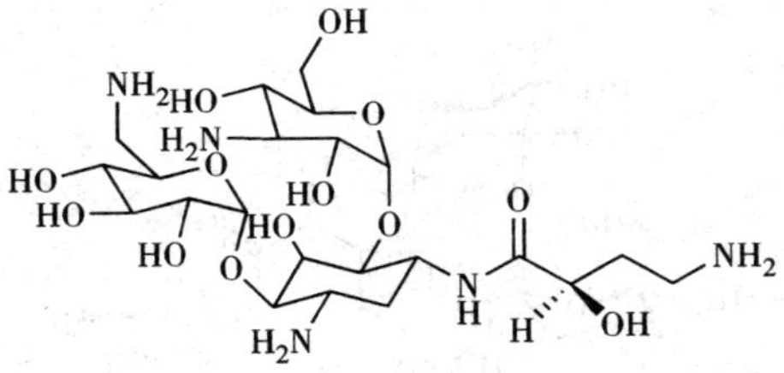	考点1★★★　卡那霉素 A 的链霉胺部分引入 L -（-）型的氨基羟丁酰基侧链得到的半合成氨基糖苷类抗生素 考点2★　对各种转移酶都稳定

续表

代表药物	化学结构	常见考点
红霉素	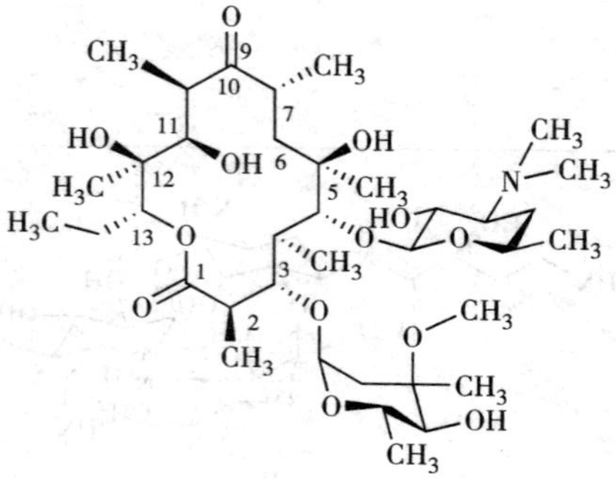	考点1★★★　为大环内酯类天然十四元抗生素 考点2★　是一种碱性苷，水溶性小，仅能口服，但酸中不稳定，易被胃酸破坏

续表

代表药物	化学结构	常见考点
克拉霉素	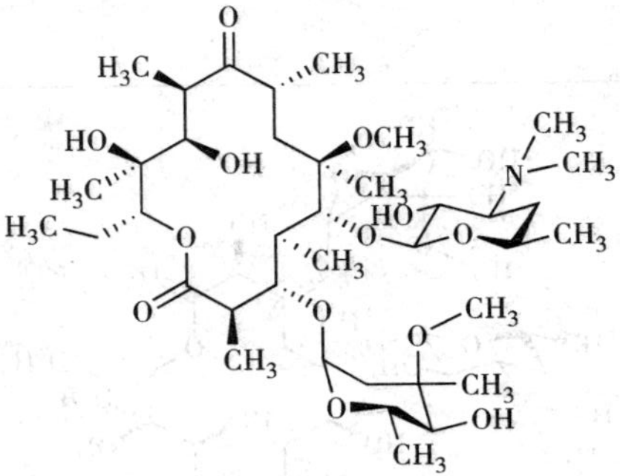	考点 1★★★　对红霉素 C－6 位羟基甲基化得到的大环内酯类抗生素

续表

代表药物	化学结构	常见考点
罗红霉素	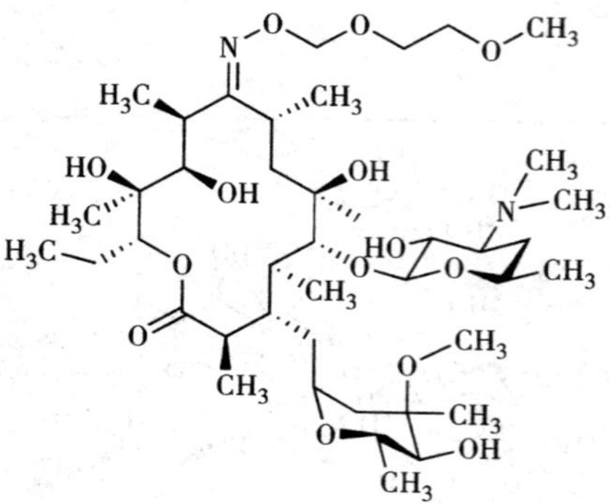	考点1★★★　为红霉素C－9位肟化得到的大环内酯类抗生素 考点2★　口服吸收迅速，在肺组织中浓度比较高

续表

代表药物	化学结构	常见考点
阿齐霉素	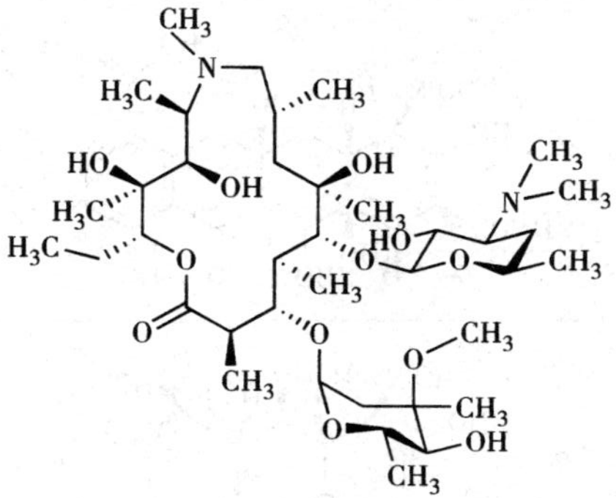	考点1★★★　红霉素扩环后得到含氮的15元环大环内酯类抗生素 考点2★　碱性增大，具有独特药动力学性质，吸收后被转运到感染部位浓度比细胞外浓度高300倍

续表

代表药物	化学结构	常见考点
多西环素	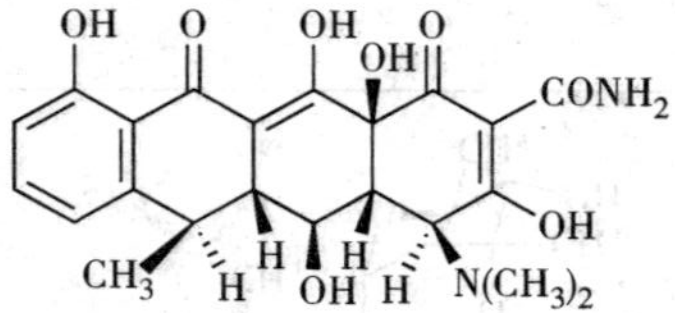	考点 1★★★　为土霉素除去 C－6 位羟基（－OH）得到的四环素类抗生素
米诺环素	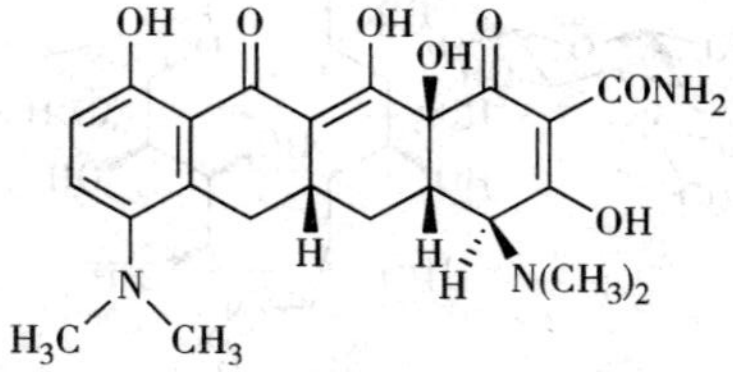	考点 1★★★　为四环素脱去 C－6 位甲基和 C－6 位羟基，C－7 位引入二甲氨基得到的四环素类抗生素 考点 2★　对酸稳定，不会脱水和重排形成内酯环产物

二、合成抗菌药

（一）喹诺酮类抗菌药物

概　述

考点1★★★　喹诺酮类抗菌药物共性

1. 1,4－二氢－4－氧化喹啉（或氮杂喹啉）－3－羧酸母核。

2. 3位羧基和4位羰基（必需结构）是关键药效团。

3. DNA螺旋酶和拓扑异构酶Ⅳ为作用靶点。

4. 3－羧基（－COOH）4－酮（－C＝O）结构易与金属离子络合，导致金属离子流失（儿童、孕妇等不宜使用）；8位F取代易产生光毒性（避免日晒）。

考点2★★★ 构效关系

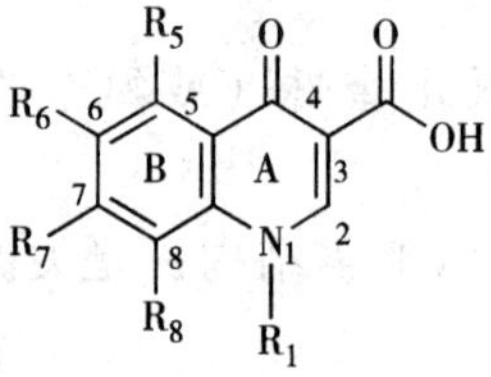

结构	构效关系
R5、R6、R7、R8、R1取代的喹诺酮酸母核结构式（B环、A环，N1、2、3、4、5、6、7、8位，3位COOH，4位C=O）	①吡啶酮酸是抗菌活性必需基本结构
	②N_1位以C_2H_5、氟乙基或环丙基等取代时抗菌活性最强
	③3位COOH和4位C＝O是关键药效团
	④5位引入NH_2活性最强，如司帕沙星
	⑤6位引入F，活性增加
	⑥7位以哌嗪基最好
	⑦8位以F、甲氧基取代或与1位以氧烷基成环活性增加，如洛美沙星、加替沙星、氧氟沙星等

代表药物

代表药物	化学结构	常见考点
诺氟沙星	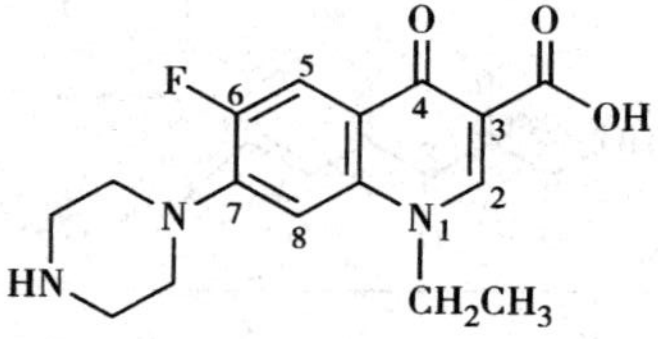	考点1★★★　为1位乙基取代的喹诺酮类抗菌药物 考点2★★　用于胃肠道感染（特效药）的治疗
环丙沙星	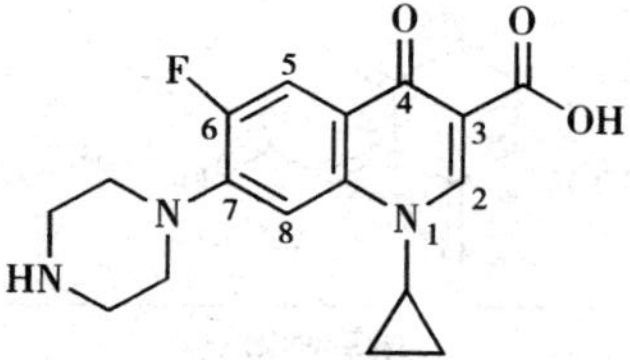	考点1★★★　为1位环丙基取代的喹诺酮类抗菌药物

续表

代表药物	化学结构	常见考点
左氧氟沙星	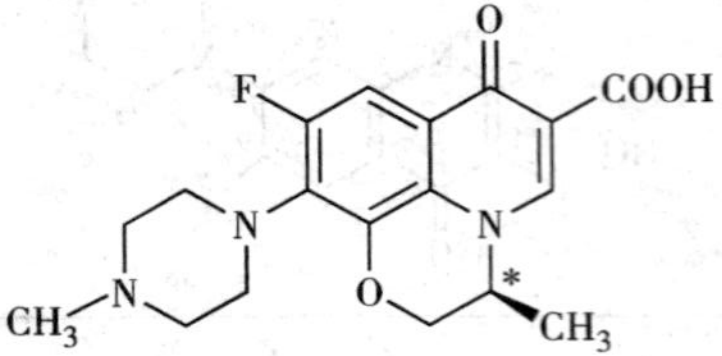	考点1★★★　为1位与8位成环的喹诺酮类抗菌药物 考点2★★　含有一个手性碳原子，药用左旋体，混旋体称氧氟沙星，活性是氧氟沙星的2倍，水溶性好，毒性小
洛美沙星	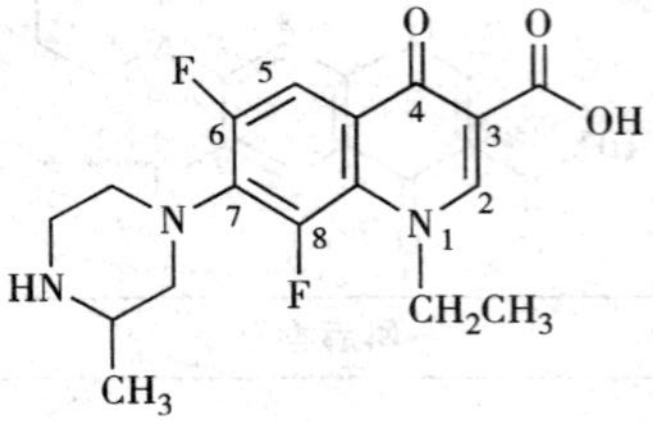	考点1★★★　为6位和8位同时被两个氟原子取代的喹诺酮类药物 考点2★　含有一个手性碳原子 考点3★★★　8位氟原子取代具有较强的光毒性

续表

代表药物	化学结构	常见考点
莫西沙星	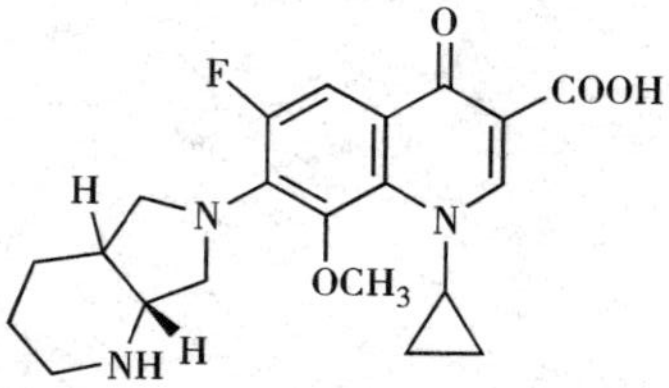	考点1★★★　为8－甲氧基取代的喹诺酮类药物 考点2★　生物利用度高，肺、窦、炎症损伤组织中药物浓度高于血药浓度，用于治疗成人上下呼吸道感染 考点3★★　8－甲氧基取代对光稳定且潜在光毒性很低；7位的二氮杂双环取代（耐药性降低）

（二）磺胺类抗菌药物

概　述

考点1★　构效关系

1. 对氨基苯磺酰胺基是必需的结构。

2. 芳氨基上的取代基须在体内易被酶分解或还原为游离的氨基才有效。

3. 磺酰氨基上 N－单取代物抑菌作用增强，而以杂环取代活性较好，双取代活性丧失。

4. 酸性解离常数（pK_a）为 6.5～7.0 时活性最强。

代表药物

代表药物	化学结构	结构特征作用用特点
磺胺甲噁唑	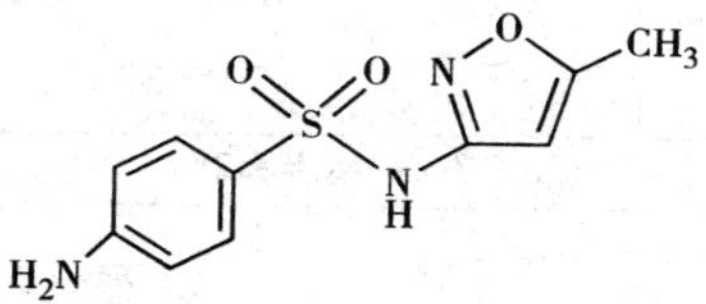	考点1★★★ 为磺胺类抗菌药 考点2★★★ 抑制二氢蝶酸合成酶，与抗菌增效剂甲氧苄啶合用称“复方新诺明” 考点3★ 含有甲基异噁唑环
磺胺嘧啶	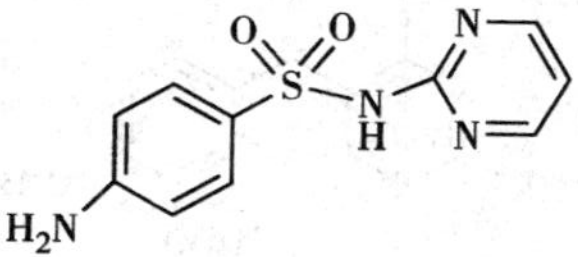	考点1★★★ 为磺胺类抗菌药 考点2★★ 透过血－脑脊液屏障，为治疗和预防流行性脑膜炎的首选药物；银盐可以预防和治疗重度烧伤感染 考点3★ 含有嘧啶环

续表

代表药物	化学结构	结构特征作用特点
甲氧苄啶		考点1★★★　二氢叶酸还原酶抑制剂，阻碍二氢叶酸还原为四氢叶酸，影响辅酶 F 的形成 考点2★★★　可以作为磺胺类药物的抗菌增效剂，使细菌体内叶酸代谢受到双重阻断

（三）抗结核分枝菌药

代表药物	化学结构	常见考点
异烟肼		考点1★★★　为含有肼结构（$-NHNH_2$）的抗结核药 考点2★★★　主要代谢物为 N－乙酰异烟肼，再水解产生乙酰肼（生成乙酰基自由基，使肝蛋白乙酰化），这是异烟肼产生肝毒性的原因 考点3★　与铜离子等金属离子络合，与含有铝的耐酸药物同时服用可以干扰或延误吸收

续表

代表药物	化学结构	常见考点
吡嗪酰胺	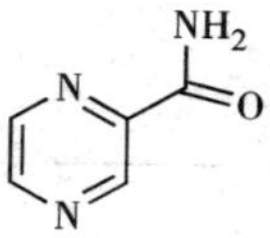	考点1★★★　是烟酰胺的生物电子等排体 考点2★★　具有在作用部位易水解，其他部位不易被水解的特点
乙胺丁醇	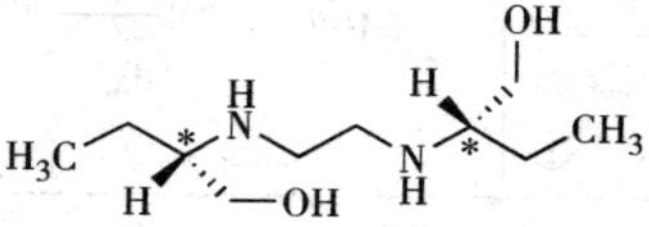	考点1★★　含有两个构型相同的手性碳原子的抗结核药 考点2★★★　分子呈对称性，仅有三个旋光异构体，药用右旋体

（四）抗真菌药

概　述

考点1★　构效关系

<table>
<tr><td rowspan="3">唑环（N、X）$N-(CH_2)n-C(R_1)(R_2)Ar$
n=1,2
X=N,CH</td><td>①一个五元芳香杂环，该环含有两个 N（咪唑类）或三个 N（三氮唑类）</td></tr>
<tr><td>②唑环通过 N1 连接到一个侧链上，该侧链至少含一个芳香环</td></tr>
<tr><td>③咪唑类药物：咪康唑、噻康唑、益康唑、酮康唑等</td></tr>
</table>

代表药物

代表药物	化学结构	常见考点
氟康唑		考点1★★★ 为三（氮）唑类抗真菌药 考点2★ 口服吸收好，不受食物、抗酸药、组胺 H_2 拮抗剂类抗溃疡药物的影响
伊曲康唑		考点1★★★ 为三（氮）唑类抗真菌药 考点2★★ 代谢产生的羟基伊曲康唑活性更强 考点3★ 口服吸收好，脂溶性强，在某些组织中浓度较高

续表

代表药物	化学结构	常见考点
伏立康唑	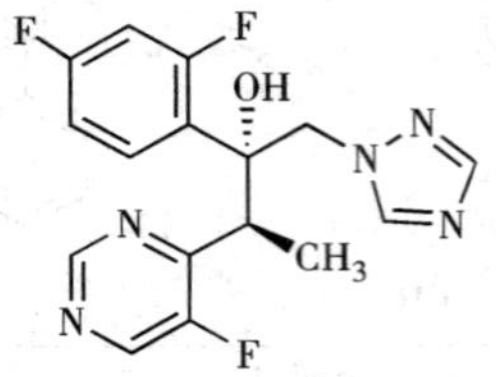 F F OH N N N N N CH_3 F	考点1★★★　为三（氮）唑类口服的广谱抗真菌药 考点2★　为改善氟康唑水溶性设计得到的衍生物，药物相互作用发生率高

第八节　抗病毒药

一、核苷类抗病毒药

代表药物	化学结构	常见考点
齐多夫定	O, HN, CH_3, HO, O, N, O, N_3	考点1★★★　为非开环脱氧胸腺嘧啶核苷类抗逆转录酶的抗病毒药 考点2★　治疗艾滋病和T细胞白血病 考点3★　代谢生成5′－三磷酸酯的形式而发挥作用 考点4★★　含有叠氮基

续表

代表药物	化学结构	常见考点
司他夫定	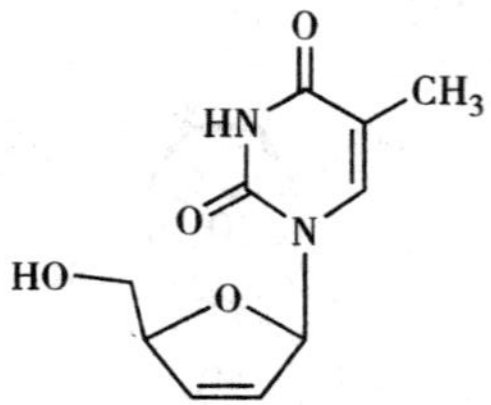	考点1★★★ 非开环类脱氧胸腺嘧啶核苷类抗逆转录酶的抗病毒药 考点2★★ 引入2′，3′－双键，为不饱和的胸苷衍生物
拉米夫定	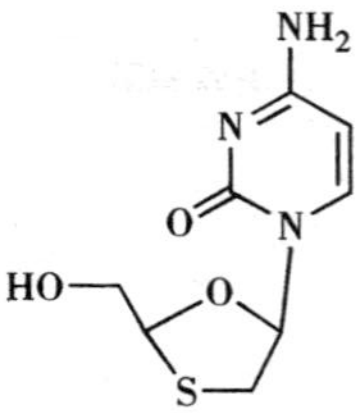	考点1★★★ 为非开环核苷类抗逆转录酶抗病毒药 考点2★ 双脱氧硫代胞苷化合物 考点3★ 有β－D－（+）及β－L－（－）（对胞苷－脱氧胞苷脱氨酶的脱氨基作用有拮抗作用）两种异构体

续表

代表药物	化学结构	常见考点
阿昔洛韦	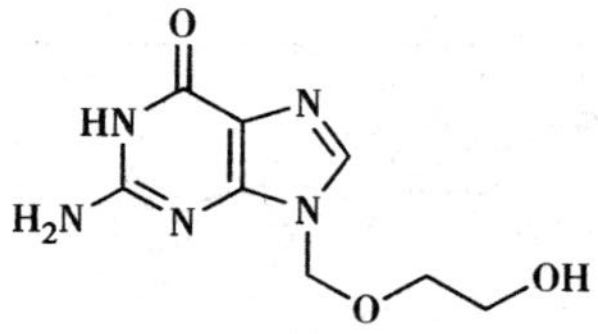	考点1★★★　开环的鸟苷类抗病毒药 考点2★　可以看成是在糖环中失去C－2′和C－3′的嘌呤核苷类似物，为链中止剂，使DNA合成中断 考点3★★　含有鸟嘌呤结构
更昔洛韦	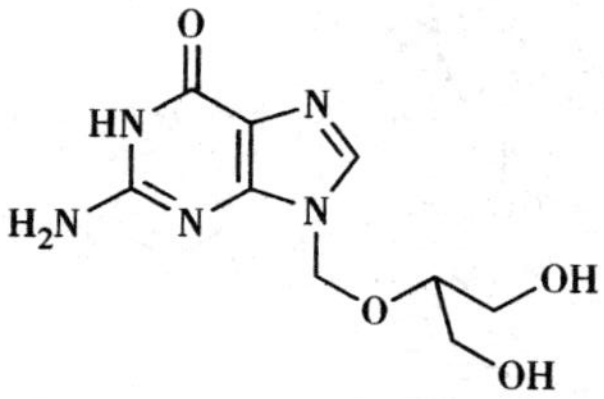	考点1★★★　开环的鸟苷类抗病毒药 考点2★★　比阿昔洛韦多一个羟甲基，可看作是具有C3′－OH和C5′－OH的开环脱氧鸟苷衍生物

续表

代表药物	化学结构	常见考点
喷昔洛韦	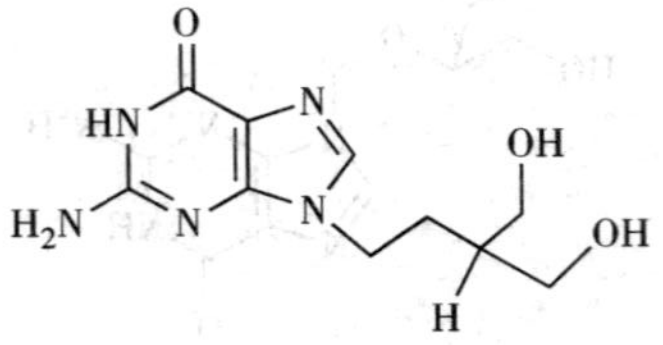	考点1★★★　开环的鸟苷类抗病毒药 考点2★★　为更昔洛韦的生物电子等排体，侧链氧原子被碳原子取代
泛昔洛韦	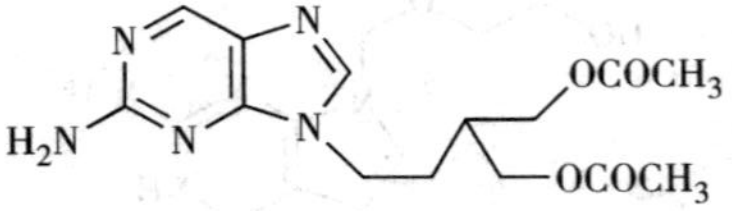	考点1★★★　开环的鸟苷类抗病毒药 考点2★★　喷昔洛韦6－脱氧衍生物的二乙酯，前药，生物利用度高

二、非核苷类抗病毒药

代表药物	化学结构	常见考点
利巴韦林	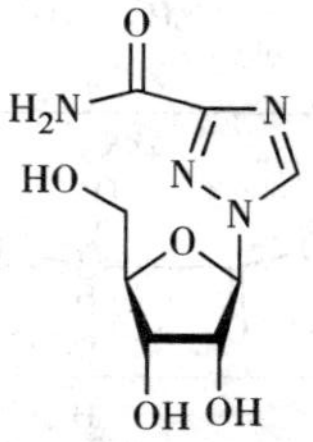	考点1★★★　为含有三氮唑广谱的抗病毒药 考点2★　磷酸腺苷和磷酸鸟苷生物合成前体氨基咪唑酰氨核苷的类似物；能抑制病毒的RNA聚合酶
金刚烷胺	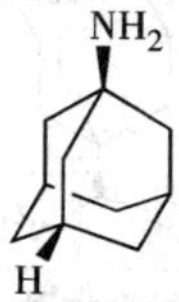	考点1★★★　为对称三环状胺类抗病毒药 考点2★　抑制病毒颗粒穿入宿主细胞，也可以抑制病毒早期复制和阻断病毒基因的脱壳及核酸向宿主细胞的侵入

续表

代表药物	化学结构	常见考点
金刚乙胺	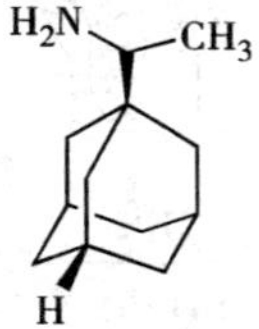	考点1★★★　为对称三环状胺类抗病毒药 考点2★　抑制病毒颗粒穿入宿主细胞
膦甲酸钠	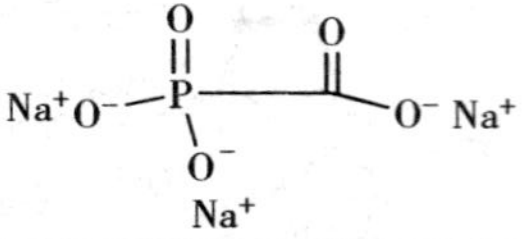	考点1★★★　无机焦磷酸盐有机类似物的抗病毒药 考点2★　可抑制巨细胞病毒、疱疹病毒的复制
奥司他韦	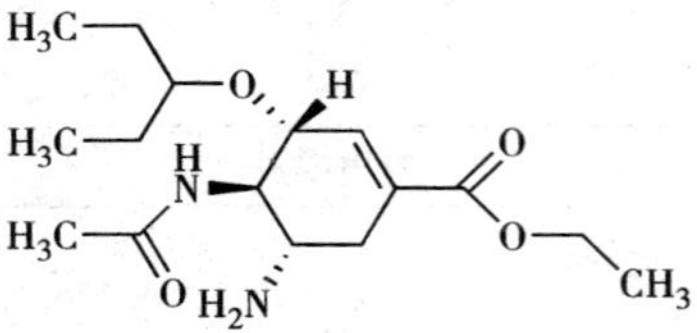	考点1★★★　为全碳六元环类神经氨酸酶（NA）抑制剂的抗病毒药 考点2★　含有乙酯键，为前药 考点3★★★　可以治疗禽流感，对预防和治疗流感有效

第九节　抗肿瘤药

一、直接影响DNA结构和功能的药物

概　述

考点1★★　氮芥类构效关系

1. β－氯乙胺是产生烷基化的关键药效基团。

2. 载体部分可以改善该类药物在体内的吸收、分布等药物的动力学性质，提高其选择性和抗肿瘤活性。

代表药物

代表药物	化学结构	常见考点
环磷酰胺	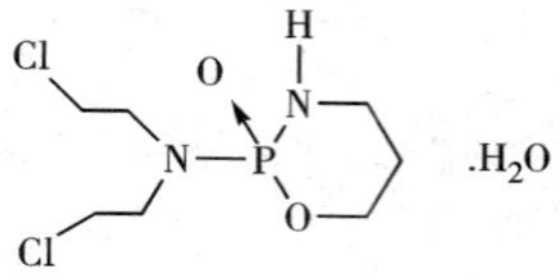 .H_2O	考点1★★★　为环状磷酰胺内酯的氮芥类烷化剂 考点2★★★　为前体药物，在肿瘤组织中经非酶促反应β-消除生成丙烯醛（有膀胱毒性）、磷酰氮芥及去甲氮芥，三者都是较强的烷化剂
塞替派	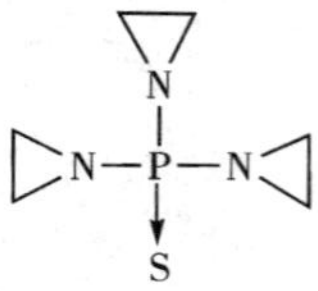	考点1★★★　为乙撑亚胺类烷化剂的抗肿瘤药 考点2★★　脂溶性大，是替哌（S→O）的前药 考点3★　治疗膀胱癌的首选药物

续表

代表药物	化学结构	常见考点
顺铂	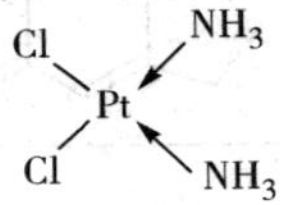	考点1★★★　为金属配合物类抗肿瘤药物，顺式异构体有效 考点2★★　作用机制是使肿瘤细胞 DNA 复制停止，阻碍细胞分裂 考点3★★　水溶性差，仅能注射，有肾脏、胃肠毒性、耳毒性及神经毒性
卡铂	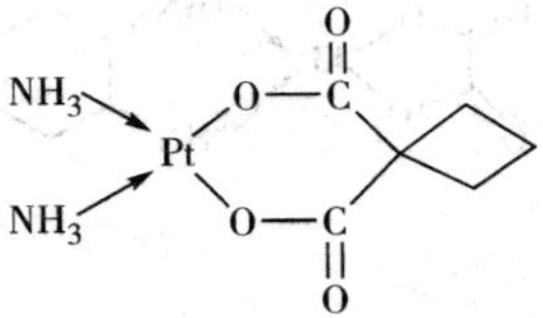	考点1★★★　为第二代金属配合物类抗肿瘤药物

续表

代表药物	化学结构	常见考点
奥沙利铂		考点1★★★　为手性铂配合物的抗肿瘤药 考点2★　含有草酸根（1R，2R－环己二胺）合铂 考点3★　1,2－环己二胺配体通过嵌入在DNA大沟中，从而影响错配修复和复制分流耐药机制，可用于对顺铂耐药的肿瘤株；对结肠癌有效
羟基喜树碱		考点1★★★　天然的作用于DNA拓扑异构酶Ⅰ的抗肿瘤药 考点2★　比喜树碱抗肿瘤活性更高，毒性较小，但水溶性差

续表

代表药物	化学结构	常见考点
盐酸伊立替康	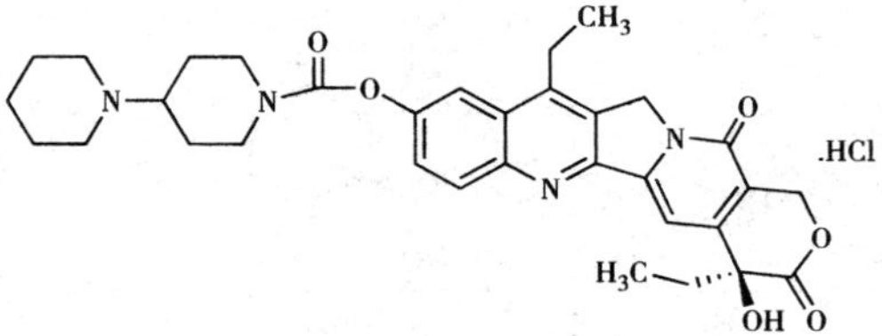	考点1★★★　为半合成喜树碱类药物，作用于DNA拓扑异构酶Ⅰ 考点2★★　为羟基喜树碱中引入羰酰基哌啶基哌啶侧链，比喜树碱水溶性大，属于前体药物，体内代谢为羟喜树碱
依托泊苷	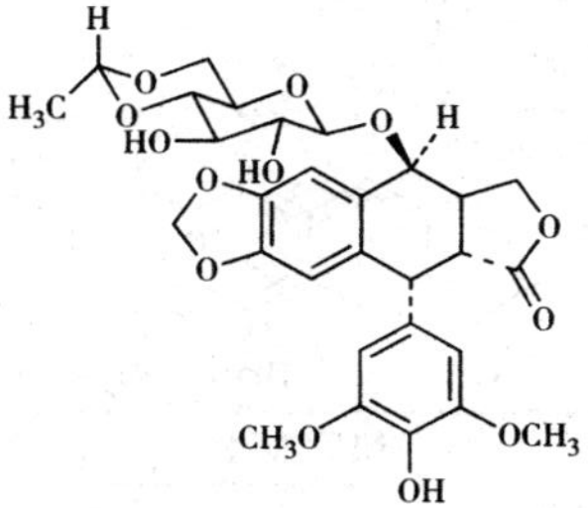	考点1★★★　为鬼臼毒素改造得到，作用于DNA拓扑异构酶Ⅱ 考点2★★　含有糖结构 考点3★　细胞周期特异性抗肿瘤药物

续表

代表药物	化学结构	常见考点
多柔比星	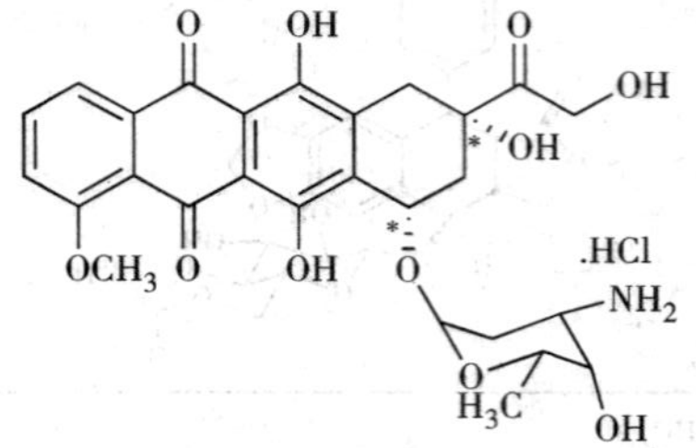	考点1★★★　为天然的蒽醌糖苷类抗肿瘤抗生素 考点2★★　主要副作用是骨髓抑制和心脏毒性（醌环被还原成半醌自由基引起） 考点3★★　作用机制是抑制 Topo Ⅱ 或嵌入 DNA 双链中，属于细胞周期非特异性抗肿瘤药物
柔红霉素	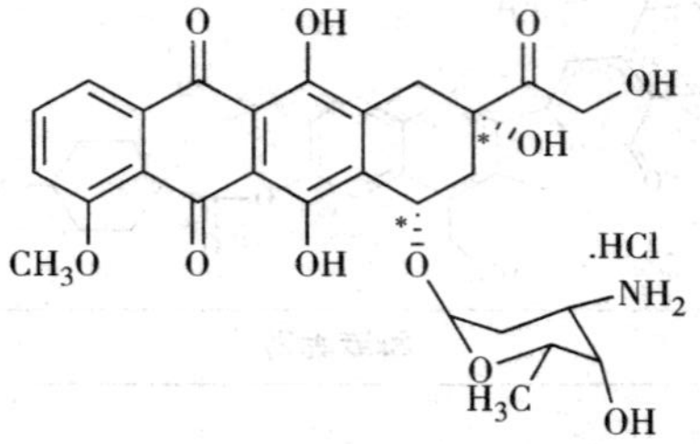	考点1★★★　为天然的蒽醌糖苷类抗肿瘤抗生素，属于细胞周期非特异性抗肿瘤药

二、干扰核酸生物合成的药物（抗代谢药）

代表药物	化学结构	常见考点
氟尿嘧啶	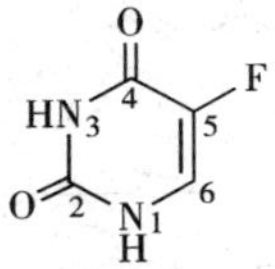 O F HN_3 4 5 O 2 N_1 6 H	考点1★★★　为尿嘧啶抗代谢物，是治疗实体肿瘤的首选药物 考点2★　必须在体内经核糖基化和磷酰化等生物转化后才具有细胞毒性，容易进入脑脊液
阿糖胞苷	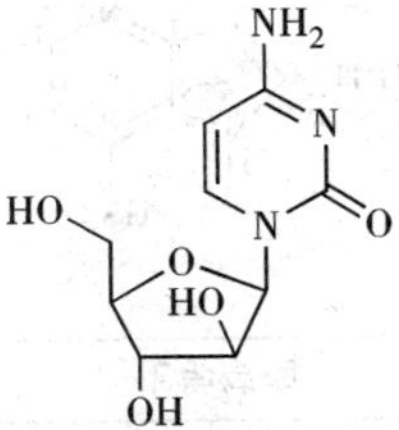 NH_2 N HO　N　O O HO OH	考点1★★★　为胞嘧啶抗代谢物 考点2★　是内源性的脱氧胞苷 2′–OH 衍生物

续表

代表药物	化学结构	常见考点
巯嘌呤	SH, ^{1}N, 2, N 3, 4, 5, 6, H N7, 8, N9, $.H_2O$	考点1★★★　为嘌呤类抗代谢物 考点2★　含有6－巯基，在体内转变为有活性的6－硫代次黄嘌呤核苷酸；抑制腺酰琥珀酸合成酶和肌苷酸脱氢酶产生活性，从而抑制DNA和RNA合成；治疗白血病
甲氨蝶呤	NH_2, N, N, H_2N, N, N, N, CH_3, O, N H, *, COOH, OH, O	考点1★★★　为叶酸类抗代谢物 考点2★　是二氢叶酸还原酶抑制剂，可阻止二氢叶酸还原成四氢叶酸，从而影响辅酶F的生成

三、抑制蛋白质合成与功能的药物（干扰有丝分裂的药物）

代表药物	化学结构	常见考点
长春碱	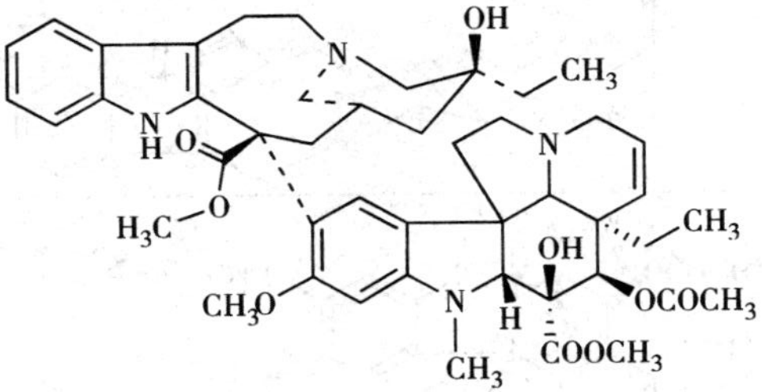	考点1★★★　为天然的生物碱抗肿瘤药 考点2★　极易氧化，光、热变色，加热分解；静脉滴注时应避免日光照射 考点3★★　含有吲哚环结构

续表

代表药物	化学结构	常见考点
长春新碱	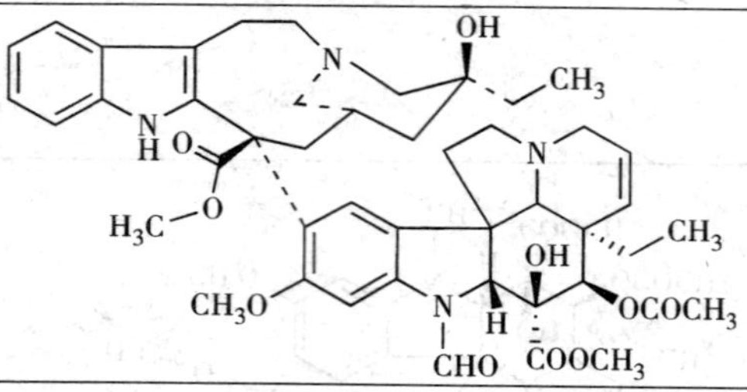 OH, CH_3, N, N-H, O, H_3C—O, N, CH_3, OH, CH_3O, N, H, $OCOCH_3$, CHO, $COOCH_3$	考点1★★★　为长春碱类抗肿瘤药物
长春瑞滨	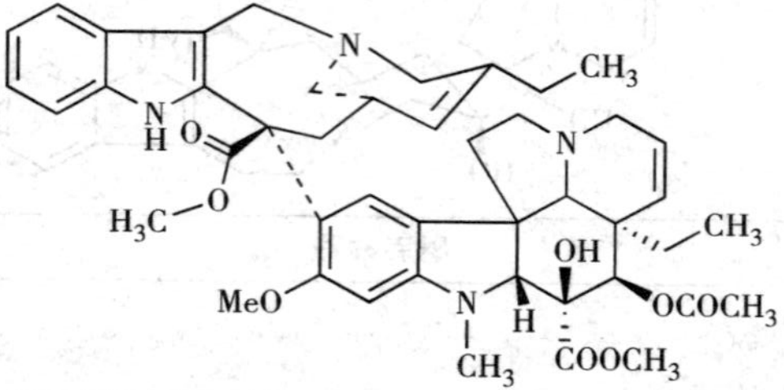 N, CH_3, N-H, O, H_3C—O, N, CH_3, OH, MeO, N, H, $OCOCH_3$, CH_3, $COOCH_3$	考点1★★★　为长春碱类抗肿瘤药 考点2★　对非小细胞肺癌疗效好，神经毒性比其他长春碱类药物低

续表

代表药物	化学结构	常见考点
紫杉醇	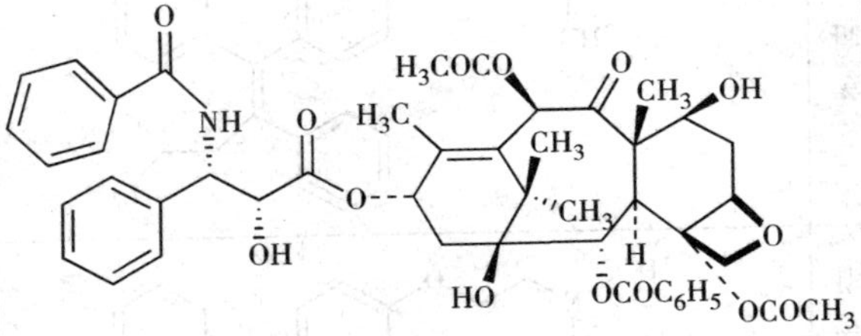	考点1★★★ 为天然的紫杉烯环二萜类化合物的抗肿瘤药，属于有丝分裂抑制剂或纺锤体毒素 考点2★ 水溶性小，注射液常加入表面活性剂，如聚环氧化蓖麻油等助溶（常会引起血管舒张、血压降低及过敏等副作用）
多西他赛	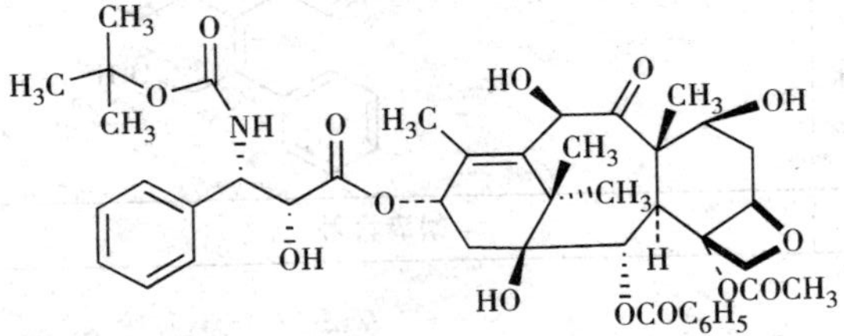	考点1★★★ 为半合成紫杉烷类广谱的抗肿瘤药物 考点2★★ 由10－去乙酰基浆果赤霉素进行半合成得到

四、调节体内激素平衡的药物

代表药物	化学结构	常见考点
他莫昔芬	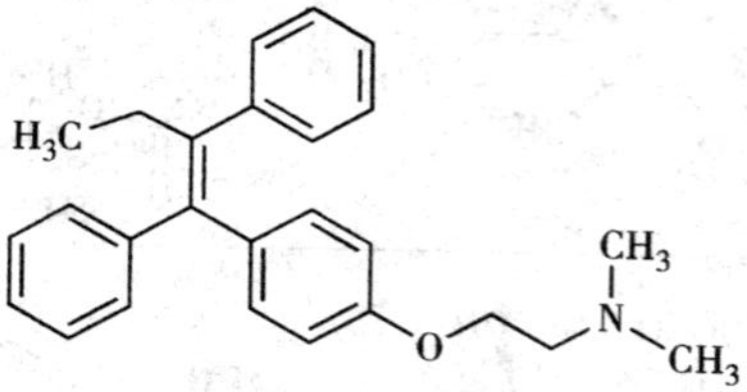	考点 1★★★　为三苯乙烯类抗雌激素抗肿瘤药物 考点 2★★　药用顺式几何异构体 考点 3★★　N－脱甲基物有抗雌激素样作用
托瑞米芬	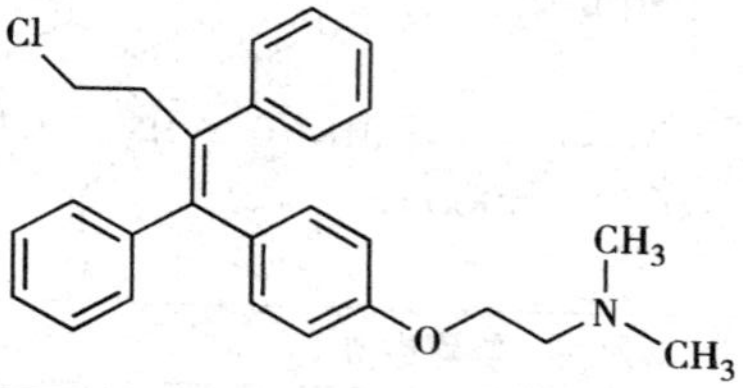	考点 1★★★　为三苯乙烯类抗雌激素抗肿瘤药物

续表

代表药物	化学结构	常见考点
氟他胺	CF_3 O_2N O CH_3 N H CH_3	考点 1★★★　为酰苯胺结构的非甾体类抗雄激素药物 考点 2★★　为雄性激素受体拮抗剂，与亮脯利特合用治疗转移性前列腺癌

五、靶向抗肿瘤药

代表药物	化学结构	常见考点
伊马替尼	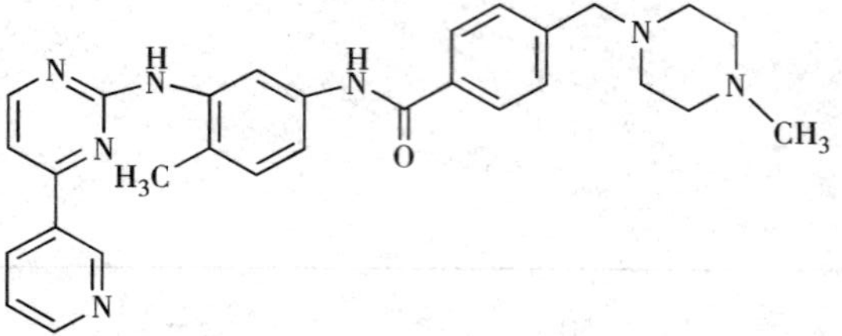	考点1★★★　为酪氨酸激酶抑制剂的抗肿瘤药物 考点2★★★　可抑制“费城染色体”的Bcr－Abl酪氨酸激酶 考点3★★　由于Abl激酶的基因发生了点突变，会产生耐药性 考点4★　含有苯胺基嘧啶结构
吉非替尼	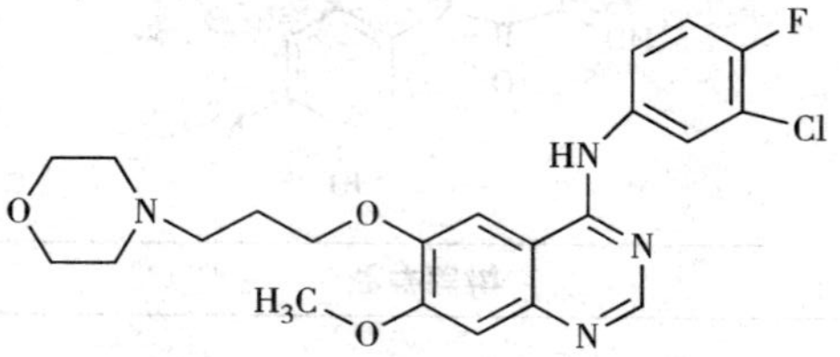	考点1★★★　表皮生长因子受体酪氨酸激酶抑制剂，治疗非小细胞肺癌 考点2★　含有苯胺基嘧啶结构

六、放疗与化疗的止吐药

代表药物	化学结构	常见考点
昂丹司琼	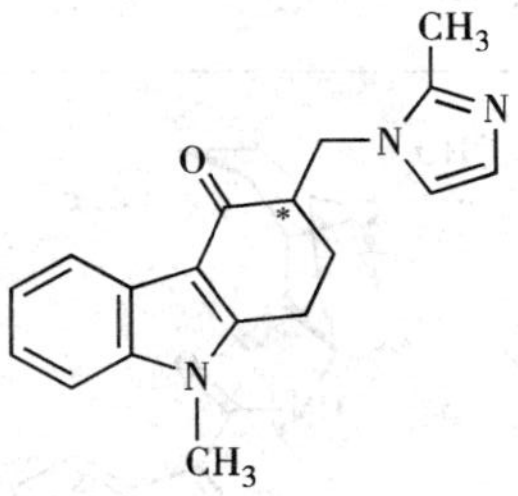 CH_3 N N O * N CH_3	考点1★★★　为强效、高选择性的5－HT_3受体拮抗剂 考点2★★　临床用于治疗癌症患者或手术后的恶心、呕吐症状，副作用小 考点3★　含有一个手性碳，（R）体的活性较大，临床用外消旋体 考点4★★　含有咔唑环

续表

代表药物	化学结构	常见考点
格拉司琼	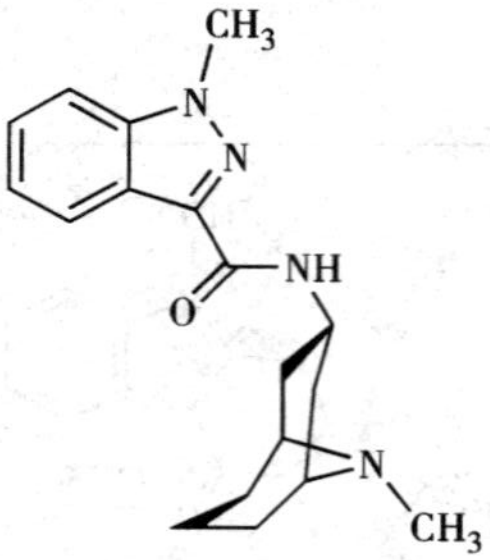 CH$_3$ N N NH O N CH$_3$	考点1★★★　为高选择性5－HT_3受体拮抗剂 考点2★　含有吲唑环